Bienvenue dans ce manuel d'anatomie de l         a-
peutes comme les non-thérapeutes trouve       e-
lopper une communication efficace et accompagner positives les
changements[1]. Parce que le Modèle Process Thérapie du docteur Kahler est ancré
dans les processus, les cliniciens peuvent l'utiliser avec l'approche thérapeutique
ou de conseil de leur choix. Il procure un moyen rapide d'évaluation de la Structure de Personnalité d'un individu au travers du langage et d'indicateurs comportementaux.

Les six Types de Personnalité de Kahler et le rôle qu'ils jouent dans la Structure de Personnalité de chacun sont ici décrits dans le détail. L'identification de la façon unique dont chacun perçoit le monde, combinée avec la connaissance du Canal ou du style de communication préférentiel de chacun offre une formule permettant de se connecter à l'autre et d'établir une relation.

Les découvertes récompensées de Kahler sur les Drivers et le Miniscénario offrent le moyen de prévoir et d'observer seconde par seconde si une personne est « ouverte » à notre offre de communication, le niveau de stress auquel elle se trouve et comment elle pourrait en venir à saboter son parcours de vie en le menant irrémédiablement vers l'échec.

Le docteur Kahler identifie les trois degrés de stress qui sont spécifiques à chaque Type de Personnalité. Il nous dit quand ce comportement peut pointer vers une Adaptation de Paul Ware, et nous propose des stratégies d'intervention pour confronter ce comportement.

Sans doute les aspects les plus fascinants de ce modèle sont-ils liés au concept de changement de Phase : les Étapes de Développement de l'enfant et les Problématiques corrélées. Les Changements de Phase sont des périodes de notre vie au cours desquelles nous faisons l'expérience prolongée d'un stress intense.

---

1. Note du traducteur : dans cet ouvrage, le terme *client* signifie aussi bien le client (d'un coach, par exemple) que le patient d'un médecin.
   Pour éviter la lourdeur du « il ou elle » dans le texte, les éléments portant sur des situations génériques pour des personnes ont été traduits au masculin. Ainsi, lorsqu'on lira « le thérapeute » ou « le client », il s'agira d'un homme *ou* d'une femme. Ce que la langue anglaise permet, la langue française ne le permet pas. Peut-être s'agit-il de la légendaire galanterie française…
   Les majuscules sont utilisées sur des termes apparemment usuels, comme Base, par exemple, à chaque fois qu'il s'agit d'un terme entrant dans la nomenclature technique du modèle PTM®.

V

Nous « travaillons » alors à sortir de cette détresse, puis en sortons avec une nouvelle perspective sur la vie et de nouvelles motivations.

Le modèle décrit comment chaque Type de Personnalité vit l'expérience du changement de Phase, identifie comment résoudre au mieux la lutte interne qui en découle et prévoit comment nos motivations seront amenées à évoluer par la suite.

# Le grand livre
# de la Process Thérapie

Groupe Eyrolles
61, bd Saint-Germain
75240 Paris Cedex 05

www.editions-eyrolles.com

Avec la collaboration de Guillaume Clapeau

Traduit de l'édition en langue anglaise :
*The Process Therapy Model : The Six Personality Types with Adaptations by Taibi Kahler, Ph.D.*
© 2008 Taibi Kahler Associates, Inc.

Taibi Kahler, Ph. D

# Le grand livre
# de la Process Thérapie

Traduit de l'américain par Jérôme Lefeuvre

**EYROLLES**

Dans la même collection, chez le même éditeur :

France Brécard, Laurie Hawkes, *Le grand livre de l'analyse transactionnelle*

Fabien et Patricia Chabreuil, *Le grand livre de l'ennéagramme*

Dédié à ma merveilleuse épouse et amie intime, Shirl.

# Remerciements

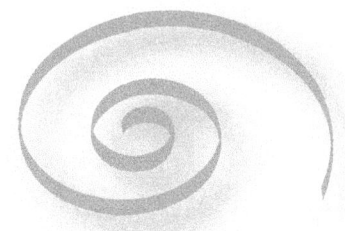

Robert S. Wert, dont les bons conseils et avis m'ont apporté clarté, précision et approche plus large sur les travaux de cet ouvrage.

Pamela G. Smith, dont la lecture attentive a permis présentation limpide et précision grammaticale.

Phyllis Baltz, pour avoir coordonné le projet.

Ron Nierman, pour sa relecture.

# SOMMAIRE

# Avant-propos

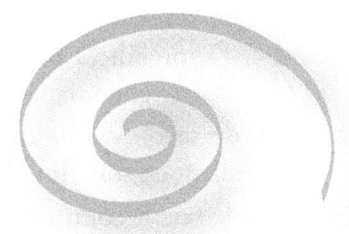

Le *Process Therapy Model*[1] (PTM) est un modèle de développement et de structuration de la Personnalité qui identifie comment nous regardons le monde et pourquoi nous faisons ce que nous faisons.

Le précepte de Base du PTM est que chacun de nous est composé de six Types de Personnalité, chacun avec ses points forts, son filtre perceptuel sur le monde, son style de communication, des Besoins psychologiques et une séquence de stress avec un schéma (Scénario) d'échec de vie.

Le concept PTM du changement de Phase explique comment nous demeurons la même personne sous différentes facettes tout au long de la vie. Et pourtant, nous pouvons changer d'aspiration, de motivation ainsi que de façon de vivre et de manifester notre stress.

Les séquences de stress sont réparties en trois degrés. Elles sont observables seconde par seconde en concentrant l'attention sur des indicateurs comportementaux qui sont : les mots, le ton, les gestes, la posture du corps et les expressions du visage.

J'utiliserai tout au long de cet ouvrage pour ces éléments d'observation le terme « Indicateurs comportementaux ».

Les objectifs principaux d'un Process Thérapeute sont :

- d'observer ces indicateurs afin de s'adapter au style de communication et à la Perception dominante de son client, interaction par interaction ;
- de reconnaître les signaux de stress spécifiques de son client et de savoir comment l'inviter à sortir du stress pour revenir à un comportement positif ;

---

1. L'adjonction du symbole ® pour *registered* signifie que le Process Therapy Model est un modèle conçu et déposé par Taibi Kahler. Pour des raisons de commodité de lecture, nous avons choisi de ne le reproduire qu'à la première occurrence de l'appellation.

- de donner au client un plan d'action individualisé qui lui permettra d'apprendre à nourrir ses Besoins psychologiques quotidiennement et de façon hebdomadaire ;
- de savoir quelle discipline thérapeutique conviendra le mieux à chaque client en fonction de sa Structure de Personnalité ;
- de savoir comment identifier la Problématique sous-jacente derrière chacun des six comportements « masqués » sous stress.

# Histoire du Process Model (1969-2007)[1]

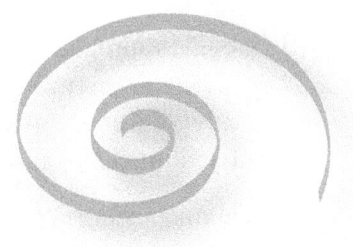

## 1. La permission

En 1969, je me suis intéressé à l'Analyse Transactionnelle (AT). Je faisais alors mon internat avec le docteur Edgar « Pete » Stunz à l'hôpital psychiatrique Wabash Valley, à la périphérie de West Lafayette dans l'Indiana. Pete était spécialisé en psychiatrie et s'était montré intrigué par l'AT, une nouvelle approche qui se concentrait sur les comportements observables et les interactions relationnelles.

Pour ma part, après une licence en littérature anglaise, ma maîtrise portait sur le développement de l'enfant et la vie de famille. J'ai obtenu ces deux diplômes à l'université de Purdue où je travaillais alors mon doctorat.

Décidé à en apprendre davantage sur l'Analyse Transactionnelle, Pete demanda au docteur Hedges Capers Sr d'organiser une session de groupe appelée un *marathon*. Hedges était l'ami et le confident du créateur de l'AT, le docteur Eric Berne.

Ce marathon a changé ma vie.

Hedges vint donc à Wabash Valley pour mener son marathon de deux jours sur l'AT. Il acheva ce week-end sur une expérience forte ; il nous dit : « Imaginons que nous sommes cinq ans plus tard et que nous nous retrouvons dans un séminaire pour partager ce que nous avons fait et vécu pendant les cinq années passées. »

---

1. Si vous connaissez le PTM ou l'Analyse Transactionnelle, vous serez probablement intéressé(e) par cette introduction. Si vous n'êtes pas familier avec ces modèles, peut-être préférerez-vous commencer votre lecture directement à la première partie. Merci de noter par ailleurs que les diagrammes et les informations qu'offre cette introduction reflètent l'état des connaissances à l'époque de leur publication originale. Des recherches postérieures ont apporté des modifications de contenu et de forme. Certaines mineures, d'autres très importantes.

Je me suis approché de Hedges et lui ai répondu : « Nous avons vécu cinq années merveilleuses ensemble dans notre institut de La Jolla. J'ai fini mon doctorat et je suis devenu un membre clinicien actif de l'Institut d'Analyse Transactionnelle ; j'ai même obtenu quelques publications. »

J'étais anxieux et je cherchais dans ses yeux des signaux de rejet. Au lieu de ça, il posa une main sur mon épaule et, avec un ton authentique que je n'oublierai jamais, Hedges m'a dit : « Taibi, mon ami, nous avons aidé des gens. Encore merci d'être resté près de moi à l'Institut. Quant à ces publications en AT que nous avons produites, elles ont touché les vies de milliers de personnes. »

Cette permission, il me l'a donnée avant même que je devienne un membre régulier de l'Institut, et bien avant que je n'aie la moindre idée de ce qu'un Driver pouvait être.

Je ne sous-estimerai jamais le pouvoir des permissions. Dans les cinq années qui ont suivi, j'ai obtenu mon doctorat, j'ai découvert et développé le modèle thérapeutique du Miniscénario, publié quelques articles, suis devenu éditeur invité du *Journal de l'Analyse Transactionnelle*, membre du comité directeur et membre enseignant à l'Institut, ainsi que directeur de training clinique pour Hedges pendant plusieurs années.

L'été 2007, à la conférence internationale de l'Association d'Analyse Transactionnelle de San Francisco, un autre étudiant qui participait à ce marathon est venu me dire à quel point la permission de Hedges l'avait touché en profondeur, lui qui est devenu au fil de sa vie une personnalité du monde de l'AT, mon collègue titulaire du Eric Berne Memorial Scientific Award, le docteur Richard Erskine[1].

# 2. Les Drivers

Mon intérêt pour l'AT s'est développé, à la fois comme cadre d'observation de ma propre Structure de Personnalité – favorisant plutôt une approche cognitive – et comme modèle systémique, logique et observable.

J'ai la chance d'avoir un sens aigu de l'observation et la capacité d'apercevoir comment des phénomènes apparemment disparates peuvent en fait se combiner et être connectés entre eux. Un jour que j'observais Pete travailler avec des patients dans un groupe de thérapie AT, je vis un schéma cohérent apparaître.

---

1. Erskine, Richard et Zalcman, Marilyn, « The Racket System: a model of racket analysis », *Transactional Analysis Journal*, (*TA Journal*), janvier 1979.

Peu importe le diagnostic psychiatrique, qu'il s'agisse de psychose, de névrose, d'un désordre de la personnalité ou d'un « simple » comportement inadapté : juste avant de déclencher leur « crise » de détresse habituelle, les patients montraient des signaux très brefs de comportements de défense.

Le docteur Berne a insisté sur la force de l'observation de cinq indicateurs – les mots, les tons, les gestes, la posture et les expressions du visage – pour déterminer vers quelle forme d'énergie une personne se déplace. Son travail sur l'identification des trois « parties » d'une personne, appelées les États du Moi, a permis une bien meilleure compréhension comportementale de ce qu'exprime un individu et « d'où il vient ».

En observant les cinq indicateurs, il est possible de déterminer si la personne est dans son État du Moi Parent, Adulte ou Enfant. En allant un peu plus loin, la partie Parent peut être divisée en deux, le Parent Nourricier et le Parent Critique. L'Enfant peut être divisé en Enfant Libre et Enfant Adapté[1].

Les éléments que j'observai à mon tour étaient des comportements qui duraient moins de quelques secondes et qui apparaissaient toujours immédiatement avant que la personne montre des comportements associés au stress ou à la détresse. En d'autres termes, juste avant qu'un individu ne lance des attaques verbales depuis une position Parent, ne se mette à accuser de manière revancharde depuis une position Enfant ou ne montre un comportement soumis, victime, depuis une position Enfant, j'apercevais les signaux de ces brefs comportements.

En théorie, ces comportements auraient pu être des mécanismes de défense. En jargon AT, ils étaient considérés à l'époque comme des comportements « contre-scénariques » pour se défendre des « Injonctions scénariques ».

Comme le dirait Bernard Chartres, j'ai souvent senti les épaules d'un géant au-dessus de moi : Berne avait déjà quantifié les comportements au travers des cinq indicateurs. Ma tâche en fut simplifiée : je listai les cinq indicateurs en haut d'un tableau et positionnai les comportements « de défense » en listant les exemples de mots, tons, gestes, postures et expressions du visage exclusifs à ces brefs comportements.

Après plusieurs semaines de débriefing de cassettes vidéo, je complétai enfin ma matrice des cinq comportements de défense, avec chacun son ensemble d'indicateurs exclusifs, ces indicateurs précédant immédiatement des comportements

---

1. Berne, Eric, *Des jeux et des hommes*, Stock, Paris, 1984.

attaquants, revanchards ou victimes. Je les appelai « Drivers », à partir du terme de Freud selon lequel l'inconscient « conduit[1] » des comportements répétitifs.

Ces Drivers sont : Sois Parfait, Fais Plaisir, Fais des Efforts, Sois Fort et Dépêche-Toi[2].

Cela fait maintenant 37 ans que j'ai découvert ces Drivers et le temps comme la recherche ont validé qu'il n'existe que ces cinq-là.

**Tableau 1 – Les cinq Drivers originaux**

| Drivers projetés (Parent) | Drivers introjectés (Enfant) |
|---|---|
| Sois Parfait (P) : attends des autres qu'ils soient parfaits. | Sois Parfait (E) : sois parfait pour les autres. |
| Fais-moi Plaisir (P) : attends des autres qu'ils lui fassent plaisir. | Fais Plaisir (E) : fais plaisir aux autres. |
| Sois Fort (P) : attends des autres qu'ils soient forts. | Sois Fort (E) : sois fort pour les autres. |
| Fais des Efforts (P) : attends des autres qu'ils fassent des efforts. | Fais des Efforts (E) : fais des efforts pour les autres. |
| Dépêche-Toi (P) : attends des autres qu'ils se dépêchent. | Dépêche-Toi (E) : dépêche-toi pour les autres. |

Plusieurs chapitres de cet ouvrage sont dédiés à la reconnaissance et à la gestion des Drivers de chacun des six Types de Personnalité spécifiques qui leur sont associés.

# 3. Les implications pour les positions de vie

Le docteur Frank Ernst avait repris le précepte de Base en AT, « J'ai de la valeur, tu as de la valeur » (*I'm OK, you're OK*) et l'avait conceptualisé dans une matrice que le docteur Stephen Karpman a suggéré d'appeler le OK Corral[3].

---

1. En anglais, le verbe *to drive* signifie « conduire ». *(N.d.T.)*
2. Kahler, Taibi avec Capers, Hedges, « The Miniscript », *TA Journal*, janvier 1974.
3. Ernst, Frank, « The OK Corral », *TA Journal*, octobre 1971.

Le OK Corral consistait en quatre quadrants, chacun présentant un slogan acronyme de la position de vie d'un individu. AY pour « Allons-y » de la position « J'ai de la valeur, tu as de la valeur » ; SDL pour « Sors de là » de la position « J'ai de la valeur, tu n'as pas de valeur » ; ETM pour « Éloigne-toi de moi » de la position « Je n'ai pas de valeur, tu as de la valeur » ; OVN pour « On ne va nulle part » de la position « Je n'ai pas de valeur, tu n'as pas de valeur ».

Les Drivers n'ont pas leur place dans cette matrice parce qu'ils représentent la position de vie « Avoir de la valeur si... » Autrement dit, les Drivers représentent une nouvelle position de vie[1]. J'ai rapidement compris que, puisque les Drivers précèdent les positions « pas OK » (je n'ai pas ou tu n'as pas de valeur), alors ils s'insèrent dans le Corral entre les positions de vie connues.

| Je n'ai pas de valeur, tu as de la valeur | **J'ai de la valeur si...** | J'ai de la valeur, tu as de la valeur |
|---|---|---|
| Je n'ai pas de valeur, tu n'as pas de valeur | | **Tu as de la valeur si...** |
| | | J'ai de la valeur, tu n'as pas de valeur |

**Figure n° 1**

Les positions de vie des Drivers sont soit « J'ai de la valeur, tu as de la valeur si... », soit « J'ai de la valeur si..., tu as de la valeur ». Elles ne reflètent pas une position de vie « pas OK » et ne contiennent donc pas de *rackets* (stress et sentiments de substitution). Les Drivers se manifestent à partir d'une position de « valeur conditionnelle ».

J'affirmerais qu'il n'y a qu'une position de vie existentielle : « J'ai de la valeur, tu as de la valeur » et que les (désormais) quatre autres sont des positions de vie comportementales.

---

1. Kahler, Taibi, « Drivers: The Key to the Process of Scripts », *TA Journal*, juillet 1975.

# 4. Le Miniscénario

Suite à ma classification empirique des Drivers, j'ai rapidement formulé la théorie du Miniscénario[1], qui montrait des séquences de stress (les « séquences de détresse ») ayant pour origine les cinq Drivers.

J'ai continué à utiliser la nomenclature de l'AT pour la qualité de sa classification. J'observai quatre positions, identifiables en séquence selon les termes spécifiques aux États du Moi et les positions de vie comportementales, et observables selon les cinq indicateurs comportementaux. Le Miniscénario fut conçu à l'origine pour identifier uniquement les schémas de séquences de stress ; on pensait alors qu'il reflétait plus de soixante variations. (Depuis, le PTM a validé l'existence de seulement six de ces séquences de Miniscénarios négatifs, avec des variations selon trois composantes.)

Bien qu'habituellement utilisé pour qualifier des séquences de stress, le Miniscénario peut aussi exister sous une forme positive. Mon cher ami et mentor le docteur Capers me suggéra un jour de mettre dans l'un de mes articles un peu « d'espoir pour les gens », en travaillant aussi à l'identification d'un Miniscénario positif.

Ce que je fis. Je lui demandai alors quels termes il choisirait pour les quatre positions. Il s'exécuta. La présentation de ce Miniscénario positif s'avérera cependant moins intéressante pour décrire la personnalité, comme nous le verrons dans les chapitres suivants. Et pourtant, ce fut pour moi le début d'un long travail consistant à observer les aspects positifs de la personnalité.

# 5. Le besoin d'une nouvelle terminologie pour les États du Moi

Poursuivant mon intérêt pour l'Analyse Transactionnelle, je réalisai que la découverte du Miniscénario avait des impacts sur l'avancée de l'AT dans plusieurs domaines, y compris dans la représentation des États du Moi.

L'analyse fonctionnelle était alors le champ d'étude des États du Moi, observables selon les cinq indicateurs comportementaux. Comme j'avais montré avec les Drivers et le Miniscénario que des séquences comportementales prévisibles se produisaient, un schéma plus précis de ces États du Moi s'avéra nécessaire pour l'expliquer en termes fonctionnels.

---

1. Kahler, Taibi avec Capers, Hedges, « The Miniscript », *TA Journal*, janvier 1974.

Puisque j'avais postulé que les Drivers pouvaient être projetés depuis un État du Moi Parent (« J'ai de la valeur, tu as de la valeur si… ») ou introjectés depuis un État du Moi Enfant (« J'ai de la valeur si…, tu as de la valeur »), un schéma plus précis des parties de ces États du Moi fut aussi nécessaire. Personne n'avait encore fait ça.

Le Parent était alors divisé en un Parent Nourricier et un Parent Critique. J'en vins à diviser chacun des deux en une partie positive et une partie négative, en donnant des indicateurs comportementaux à ces quatre parties.

Comme l'Adulte, en termes fonctionnels, est toujours considéré comme positif, il n'y avait aucune raison de le changer.

L'Enfant était à l'origine représenté avec une partie positive (l'Enfant Libre) et une partie appelée Enfant Adapté. J'ai divisé cet Enfant Adapté en une partie positive et une partie négative. L'Enfant Adapté négatif a encore demandé une subdivision en quatre parties :

- une partie montrait les indicateurs du Driver Enfant Adapté négatif (« J'ai de la valeur si…, tu as de la valeur ») ;
- une autre montrait les indicateurs de l'Enfant Adapté négatif Victime (« Je n'ai pas de valeur, tu as de la valeur ») ;
- une troisième montrait les indicateurs de l'Enfant Adapté négatif Désespéré (« Je n'ai pas de valeur, tu n'as pas de valeur ») ;
- et la dernière montrait les indicateurs de l'Enfant Adapté négatif Rebelle ou Revanchard (« J'ai de la valeur, tu n'as pas de valeur[1] »).

Bien que pour le puriste en AT, ce schéma ait été une représentation claire et un apport pertinent dans le diagramme fonctionnel pour montrer le glissement psychique d'énergie d'un État du Moi à l'autre, il devint évident pour le lecteur profane qu'il me fallait trouver une manière plus simple de représenter ces phénomènes dans un schéma, sans chercher à tout prix à le faire rentrer dans le cadre des États du Moi de l'AT.

---

1. Kahler, Taibi, « Structural Analysis », *TA Journal*, juillet 1975.

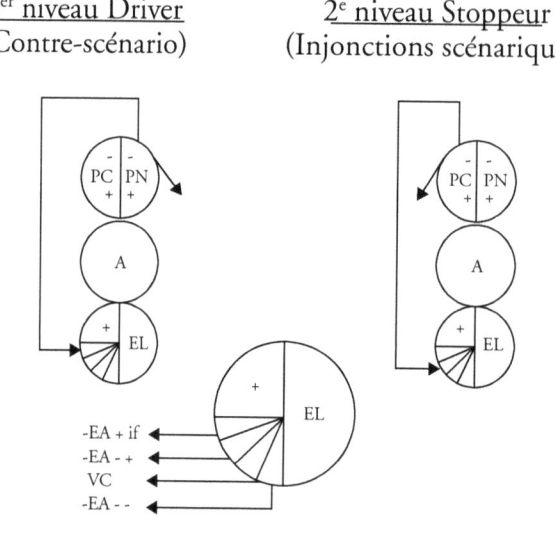

1ᵉʳ niveau Driver
(Contre-scénario)

2ᵉ niveau Stoppeur
(Injonctions scénariques)

**Termes :**
PC : Parent Critique
PN : Parent Nourricier
A : Adulte
EL : Enfant Libre
EA : Enfant Adapté
ER : Enfant Rebelle
+ *if* signifie « OK si… »

**Figure n° 2**

# 6. Le Miniscénario et le Triangle Dramatique

Alors que j'écrivais l'article sur le Miniscénario, je fus contacté par une des personnes les plus créatives que j'ai jamais connues, le docteur Stephen Benjamin Karpman. Steve était rédacteur en chef du *TA Journal* (Journal de l'Analyse Transactionnelle), ainsi qu'un ami et disciple du docteur Berne. Il avait déjà remporté l'un de ses deux Eric Berne Memorial Scientific Awards[1] pour le Triangle Dramatique, et me proposa de m'aider à publier mon article. Je me sentis très honoré.

Steve me fit des suggestions de grande valeur à propos de la présentation de l'article. Le Triangle Dramatique est un moyen simple et pourtant perspicace pour déterminer si/quand une personne est en train de jouer un rôle négatif avec une autre. Steve identifie trois de ces Rôles, qui définissent à eux trois les angles

---

1. Karpman, Stephen, « Fairy Tales and Script Drama Analysis », *Transactional Analysis Bulletin*, avril 1968 et Karpman, Stephen, « Options », *TA Journal*, janvier 1971.

du Triangle Dramatique : Victime, Persécuteur et Sauveteur. Le « Drame » de la vie quand il y a du stress peut être expliqué en observant comment nous jouons ces Rôles avec les autres : en nous présentant comme Victime et en montrant de l'impuissance, en étant Persécuteur et en attaquant les autres, ou en étant Sauveur et en en faisant trop pour autrui.

Le SVP de Steve Karpman est aux comportements relationnels inadaptés ce que le $E=mc^2$ d'Einstein est à la relativité.

J'ai fait correspondre au Triangle Dramatique de Steve Karpman les États du Moi fonctionnels que j'avais représentés graphiquement, et je leur ai appliqué la séquence de Miniscénario pour montrer que, dans une interaction, une personne commencera par entrer dans un Rôle de Sauveur ou de Victime, puis endossera ensuite le Rôle de Persécuteur ou de Victime (d'un Persécuteur[1]).

**Miniscénario**
Conséquences pour les séquences au sein du triangle

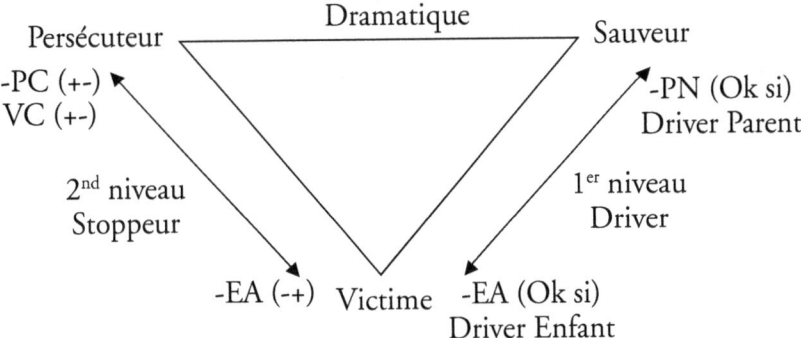

**Figure n° 3**

---

1. Kahler, Taibi, *Transactional Analysis Revisited*, Human Development Publications, Little Rock, 1978.

# 7. Les jeux

En 1961, le docteur Berne définit les jeux comme des interactions présentant une séquence ordonnée de transactions, un aspect ultérieur et un bénéfice négatif[1].

En 1970, il développa la « Formule J » qui s'exprime de la manière suivante : $A + PF = R \rightarrow CT \rightarrow MC \rightarrow BF$[2]. J est utilisé pour jeu, A pour Accroche (ou Attrape-nigaud), PF pour Point faible, R pour Réponse (ou Réaction), CT pour Coup de théâtre, MC pour Moment de confusion et BF pour Bénéfice final.

Dans mon article sur le MiniScénario[3] de 1974 et plus en profondeur dans mon livre de 1978[4], j'ai représenté graphiquement les déplacements dans les jeux en utilisant le Miniscénario et en montrant que tous les jeux débutent par un Driver au niveau de l'Accroche et du Point faible, puis évoluent vers le second degré de stress dans la Réponse, le Coup de théâtre, le Moment de confusion et le Bénéfice final (le Bénéfice laissant probablement sa marque au troisième degré de stress).

L'intérêt de cette intégration des jeux dans le Miniscénario, et désormais dans le PTM, est que les cliniciens n'ont plus besoin de mémoriser des dizaines de jeux pour stopper les premiers déplacements dans un jeu. Au lieu de ça, le clinicien a seulement besoin de savoir comment identifier les six positions Drivers et la stratégie d'intervention appropriée (confrontation) selon leurs propres critères. Ceci sera développé dans les paragraphes suivants.

---

1. Berne, Eric, *Que dites-vous après avoir dit bonjour ?*, Sand, 2009.
2. Berne, Eric, *Analyse Transactionnelle et psychothérapie*, Payot, 2001.
3. Kahler, Taibi avec Capers, Hedges, « The Miniscript », *TA Journal*, janvier 1974.
4. Kahler, Taibi, *Transactional Analysis Revisited*, Human Development Publications, Little Rock, 1978.

---

### « Formule J » de Berne pour les Jeux

Accroche (A) + Point faible (PF) = Réponse (R) → Moment de confusion (MC)
→ Coup de Théâtre (CT) → Bénéfice négatif (BN)

### Jeu : « Pourquoi ne fais-tu pas… ? – Oui, mais… »

(A) Initiateur : « J'ai un problème, ma porte de garage est coincée. » (Fais des efforts Enfant)

(PF) Répondant : « Pourquoi ne mets-tu pas de l'huile ? » (Fais des efforts Parent)

(R) Initiateur : « Je l'aurais fait, mais c'est trop haut et j'ai mal au dos. » (Victime Enfant)

(PF) Répondant : « Pourquoi n'engages-tu pas un ouvrier ? » (Fais des efforts Parent)

(R) Initiateur : « Ça coûte un bras ! » (Victime Enfant)

Le Point faible et la Réponse (PF) + (R) sont répétés jusqu'à ce que le Répondant passe du Driver au « Stoppeur ». Alors, chacun vit un Moment de confusion (MC) qui se transforme en Coup de théâtre pour le Répondant (CT).

(P) Initiateur : « Ha ha, je savais bien que tu ne serais pas fichu de m'aider à trouver une solution ! » (Enfant Victime Revanchard)

(P) Répondant : « C'est la dernière fois que je te donne des conseils ! » (Parent Critique négatif, Frustration)

---

**Figure n° 4**

# 8. Thèse et recherche KTASC

En 1972, je reçus mon doctorat de l'université de Purdue. J'avais créé un inventaire AT et l'avais utilisé dans mes recherches : « Prévoir les contre-performances scolaires chez les élèves masculins de la seconde à la terminale avec la check-list scénarique AT de Kahler[1] ». Souhaitant aller plus loin pour valider mon inventaire, je continuai à rassembler des données avec celui-ci. Après avoir collecté des

---

1. Kahler, Taibi, *Predicting Underachievement in Ninth and Twelfth Grade Males Using the Kahler Transactional Analysis Checklist*, Purdue University, 1972.

données sur une population suffisamment importante, je mis en place une analyse factorielle et demandai l'aide d'un professeur d'analyses statistiques pour qu'il me donne son évaluation et son interprétation des résultats[1].

Je faisais l'hypothèse d'une corrélation significative entre certains Drivers et États du Moi, Rôles, jeux et autres comportements de stress identifiables. Les résultats furent d'abord décevants. Nous observions que les corrélations se faisaient uniquement au niveau des Drivers et des Scénarios (« plans de vie » négatifs inconscients). Le statisticien me fit cependant remarquer que quel que soit l'objet initial de ma recherche, on constatait de toute évidence des corrélations significatives. Les données semblaient retomber naturellement dans six ensembles exclusifs, de manière suffisamment fréquente pour qu'il ne s'agisse pas d'un hasard.

Plusieurs années après, je réalisai que ces ensembles n'étaient rien moins que les fondations de la typologie PTM au travers des six Types de Personnalité.

# 9. Les Scénarios : toute la vie reflétée dans une simple structure de phrase

Dans son livre de 1970 *Sex in Human Loving*, le docteur Berne a identifié six Scénarios, ou « plans négatifs pour la vie » : Jamais, Toujours, Après, Encore et encore, et Sans fin[2].

Il y propose une hypothèse et une explication mythologique pour chacun. Il n'a cependant pas intégré ces Scénarios avec les États du Moi, transactions, Rôles, séquences de stress, jeux, typologie psychologique ou adaptations cliniques.

Certains théoriciens AT ont postulé que le Scénario est le résultat des Injonctions scénariques – ces messages négatifs nous disant quoi ressentir ou ne pas ressentir. Cependant, personne n'avait encore découvert de corrélations permettant de déterminer la cause du Scénario. J'avais pour ma part commencé à insérer des éléments du Scénario dans mes recherches de 1972 et j'avais déjà trouvé de bien plus fortes corrélations entre les Drivers et les Scénarios qu'entre les Injonctions et les Scénarios. Ceci venait s'opposer aux postulats émis par les premiers théoriciens du Scénario.

---

1. Kahler, Taibi, *Personality Pattern Inventory Validation Studies*, Kahler Communications, Inc., 1982.
2. Berne, Eric, *Sex in Human Loving*, Simon and Schuster, New York, 1970.

De tout son travail, ce qui me fascinait le plus chez Berne était son explication et son interprétation de la dynamique scénarique de Mme Sayers, décrite dans son livre de 1961 *Analyse Transactionnelle et psychothérapie*. Il y analysait son comportement seconde par seconde. C'est ainsi qu'il découvrit tout son Scénario de vie. Elle l'avait « répété et rejoué sur des périodes plus ou moins longues, allant d'un simple moment à plusieurs années, tout au long de sa vie ». Incroyable, ce « déroulé de tout un Scénario en seulement quelques secondes » ! J'ai ressenti une invitation personnelle et un défi de Berne lui-même en lisant ses mots : « Avec un peu d'expérience, il est possible d'acquérir une acuité considérable de diagnostic en analyse de Scénario. »

Au cours de l'été 1971, alors que je tentais d'interpréter les résultats de mes recherches initiales, je me suis posé une question toute simple : « Que peut-il bien se passer – c'est-à-dire se produire des centaines de fois par jour –, qui pourrait renforcer un Scénario de vie ? » Je souris en réalisant que je venais de « commettre » un Driver Sois Parfait avec une parenthèse dans ma propre phrase (« c'est-à-dire... ») et Eurêka ! j'avais ma réponse !

Alors que nous passons par les Drivers, notre énergie est drainée de l'Adulte (nous ne sommes plus dans l'adulte), et ceci affecte la manière dont nous allons (préconsciemment) structurer notre pensée. Ceci est évident dans la structure de phrase contaminée par le Driver.

Dans les heures qui suivirent, je construisis les hypothèses de structures de phrases des Scénarios et vérifiai les corrélations entre Drivers et Scénarios dans mes données de recherches.

J'ai publié mes découvertes dans des articles et des ouvrages, à commencer par « Le Miniscénario » en 1974[1].

Dans mon article de 1975 « Scénarios, processus et contenus », j'ai intégré à la fois les Drivers et les théories sur les Injonctions scénariques dans le développement du Scénario de vie. Je pointais que les Drivers (Contre-scénarios fonctionnels) engendrent le Scénario en altérant la structure de phrase[2]. Ces structures de phrase altérées renforcent subtilement, et des centaines de fois par jour, les thèses scénariques de l'individu.

Donc, les « Drivers contre-scénariques » engendrent la formation du Scénario de vie. Cependant, ces Injonctions scénariques (au deuxième degré de stress) déterminent à quel point – à quel degré de souffrance – nous allons jouer notre Scénario.

---

1. Kahler, Taibi avec Capers, Hedges, « The Miniscript », *TA Journal*, janvier 1974.
2. Kahler, Taibi, « Scripts: Process and Content », *TA Journal*, juillet 1975.

Dans un autre article en 1975 appelé « Drivers : la clé du processus scénarique[1] », j'ai identifié les connexions entre les Drivers, les structures de phrases qui en résultent et les Scénarios de vie qui se reflètent dans le diagramme qui suit :

**Tableau 2 – Processus scénariques découverts vers 1971**

| Driver | Structure de phrase | Processus scénarique |
|---|---|---|
| Sois Fort Enfant | Schémas de pensée répétés | Jamais |
| Fais Plaisir Enfant | mais | Après |
| Fais des Efforts Enfant | | Toujours |
| Sois Parfait | ( ) | Tant Que |
| Fais des Efforts et Fais Plaisir | + + + + + — | Presque |
| Sois Parfait et Fais Plaisir | Non identifié | Cul-de-sac |

Les recherches actuelles sur ces Scénarios (et d'autres…) sont données et expliquées dans les chapitres qui suivent, y compris la possibilité d'identifier chaque Scénario et notre Structure de Personnalité à l'aide d'un inventaire en ligne informatique (le PPI, *Personnality Pattern Inventory*).

# 10. Sur le circuit des conférences

Au milieu des années soixante-dix, je donnai de nombreuses conférences aux USA, au Mexique et en Europe. Je partageais de plus en plus avec mes auditoires et mes collègues les connexions que je faisais entre les Drivers, les Scénarios, les jeux, les *rackets*, les Injonctions, les Mythes et les rôles qui définissaient les six ensembles identifiés dans mes recherches de 1972[2].

---

1. Kahler, Taibi, « Drivers: The Key to the Process of Script », *TA Journal*, juillet 1975.
2. Kahler, Taibi, *Personality Pattern Inventory Validation Studies*, Kahler Communications, Inc., 1982.

Je me concentrais uniquement sur les comportements négatifs et nommais ces six ensembles miniscénariques : Surempathiques, Travaillomaniaques, Dubitatifs, Manipulateurs, Désapprobateurs et Rêveurs éveillés, tout en en ajoutant un septième (les Cycliques) qui intégrait le petit pourcentage de la population étudiée qui n'entrait pas dans les corrélations observées dans mes recherches[1].

En 1975, mon ami le docteur Paul Ware vint participer à un séminaire durant tout un week-end à Dulzura en Californie. Étaient également présents le psychiatre membre enseignant AT docteur John O'Hearne, les psychiatres Stuart Harris et Ron Boyle, de Little Rock en Arkansas, ainsi que d'autres praticiens d'AT. Bien que le thème du week-end fût ma manière d'appliquer le Miniscénario au traitement des patients, je partageai les corrélations de mes six ensembles avec les participants.

Cette semaine changea ma vie.

Stuart et Ron furent intrigués par ma présentation et demandèrent si j'accepterais de venir à Little Rock un week-end par mois pendant un an pour leur enseigner, ainsi qu'à un groupe de collègues cliniciens, mon travail. Je commençai alors mes voyages vers Little Rock en 1976 et dès ma seconde visite, je décidai d'habiter la région.

Yoggi Berra a dit un jour : « Si tu arrives à une bifurcation sur ta route, emprunte-la. » Ma décision n'était basée sur rien de logique, ce qui ne me ressemblait pas. Au lieu de ça, je ressentais fortement qu'il s'agissait là de ma destinée, de passer de mon appartement surplombant l'océan Pacifique en Californie à l'Arkansas. Et c'est ce qu'il advint. Ici naquirent mes deux fils, Beau et Jason. Ici j'ai rencontré ma partenaire pour la vie, Shirl. Je devins ami intime avec Ron, le docteur Luther Johnson et le docteur Robert (Bob) Maris. Puis, en 1984, débuta mon amitié avec Hillary et Bill Clinton. Je devins leur conseiller et travaillai avec Bill alors qu'il était gouverneur, puis pendant ses campagnes présidentielles et ses mandats.

Pendant ce temps, Paul et moi entretenions notre amitié avec une admiration et un respect mutuels. Cet homme, formé par les meilleurs à la fois en médecine et en psychiatrie, est un thérapeute extrêmement talentueux.

Paul me proposa un jour d'animer un séminaire à Shreveport, en Louisiane, l'année suivante. En souriant, il me dit : « Ce sera seulement pour quelques-uns de mes amis. » Des centaines de personnes vinrent au séminaire de 1975. Paul était très connu et respecté dans le sud des États-Unis !

© Groupe Eyrolles

---

1. Kahler, Taibi, *Process Therapy in Brief*, Human Development Publications, Little Rock, 1978.

Nous voulions lui et moi continuer d'apprendre l'un de l'autre. Je suis retourné l'observer travailler avec ses patients dans un marathon. Il était impressionnant. Un maître ! Il semblait être capable d'entrer dans le monde de chacun et d'y découvrir ce dont il avait besoin pour se développer. Ce que j'avais expérimenté en sélectionnant les différentes transactions avec les différents Drivers, il le faisait d'une manière différente, perspicace et efficace.

Il remarqua mon admiration et à quel point j'étais impressionné par son sens de l'autre ; il m'expliqua comment il procédait : « Je cherche d'abord ce que le patient me montre, et alors je décide quoi cibler. Un patient va me montrer des pensées, des ressentis et des comportements dans un certain ordre. »

Plusieurs années après, Paul a affiné son concept thérapeutique des « Portes », puis ce qu'il appellera les « Six adaptations ». Il publia un article dans le *TA Journal* de 1983 intitulé « Adaptations de la personnalité[1] ». Ce fut un tournant déterminant en psychothérapie.

Le chapitre 17 de cet ouvrage décrit le travail que Paul et moi entreprenons ensemble actuellement.

# 11. Les six Types de Personnalité

En 1977, j'ai écrit *L'Analyse Transactionnelle revisitée*[2], publié en 1978, qui montre comment j'utilisais la structure miniscénarique dans les traitements cliniques, l'identifiant comme mon Modèle de Process Thérapie. C'était de l'AT de base adjointe à mes découvertes du Miniscénario, des Drivers, des quatre Mythes, des séquences d'États du Moi négatifs, des nouvelles positions de vie « valeur si… », des structures de phrases connectées aux Drivers causant les Scénarios, et également de mes recherches regardant les classiques AT, jeux, Injonctions, Rôles, positions de vie et plus encore…

Paul fut charmant et, dans la préface, il écrivit :

« L'approche de Process Thérapie de Taibi est un moyen puissant pour inviter au changement en se concentrant sur le "comment nous faisons ce que nous faisons". Ce concept est une aide dans tous les types de psychothérapie ainsi que dans tous les niveaux de communication. La profondeur et la valeur de cet ouvrage sont telles que je ne viens d'en souligner que les grands traits. Je prévois

---

1. Ware, Paul, « Personality Adaptations », *TA Journal*, janvier 1983.
2. Kahler, Taibi, *Transactional Analysis Revisited*, Human Development Publications, Little Rock, 1978.

que ce livre sera lu encore et encore. Quant au noyau de cet ouvrage, la Process Thérapie, il constituera une contribution essentielle à la psychologie et à la psychiatrie. Taibi est le top des théoriciens. »

La même année, 1977, j'écrivis un manuel (publié en 1978) appelé *Process Therapy in Brief* (« La Process Thérapie en bref[1] »), proposant les sept séquences miniscénariques, ma « Matrice d'évaluation », les « pensées, ressentis, comportements » de Paul et les transactions positives à utiliser pour conduire un patient hors du stress. C'est dans cet ouvrage que je créai les termes « quadriser », « contactiser » et « driveriser » en utilisant la Matrice d'évaluation.

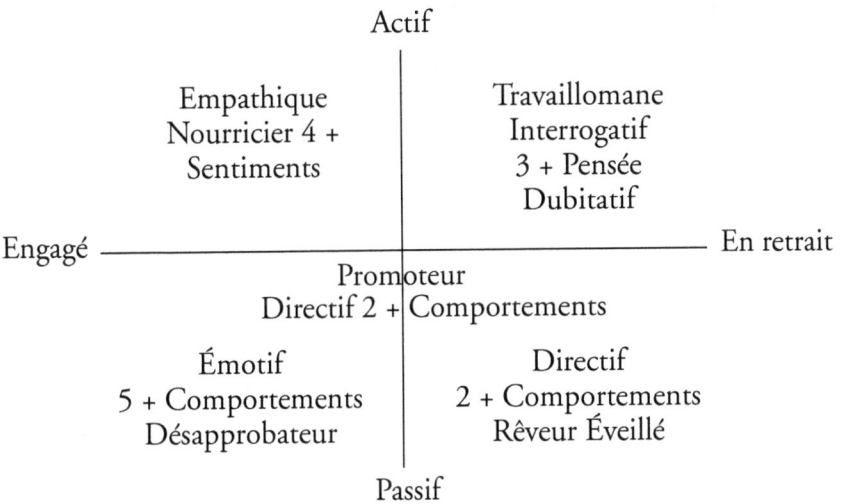

**Figure n° 5**

J'avais alors créé la Matrice d'évaluation[TM] et placé dessus six de mes Types de Personnalité, tout en les reliant aux zones de contact de Paul. De plus, mes recherches de 1972 avaient confirmé le mode de transaction positive qui serait le meilleur à utiliser pour chaque Type. J'ai appelé ces transactions « Canaux » et leur ai donné à chacun un nom. La dernière partie du chapitre 1 explique la Matrice d'évaluation et son usage.

---

1. Kahler, Taibi, *Process Therapy in Brief*, Human Development Publications, Little Rock, 1979.

**Tableau 3 – Interventions initiales[1]**

| Adaptations | Canal | Zone de contact de Ware |
|---|---|---|
| Surempathiques | Nourricier 4 (5) | Sentiments |
| Travaillomanes | Interrogatif 3 (2) | Pensée |
| Dubitatifs | Interrogatif 3 | Pensée |
| Rêveurs éveillés | Directif (2) | Comportements |
| Désapprobateurs | Émotif 5 (3) | Comportements |
| Manipulateurs | Directif (2) | Comportements |
| Cycliques Haut | Nourricier 4 (5) | Sentiments |
| Cycliques Bas | Directif 2 (5) | Comportements |

Le schéma ci-dessous montre où j'ai placé les Drivers et les processus scénariques de vie (que j'appelle dans ce livre les « Scénarios ») sur la Matrice d'évaluation.

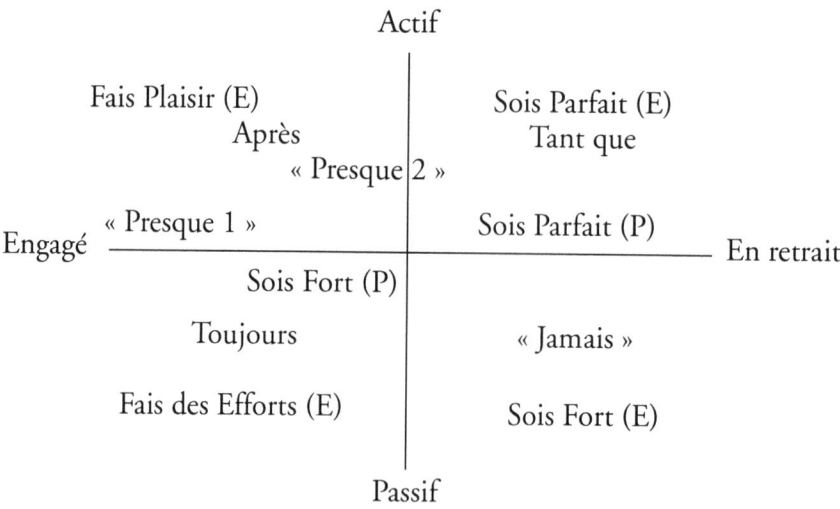

**Figure n° 6**

---

1. Ce tableau inclut les Cycliques, un Type de Personnalité auquel je ne fais plus référence, mais qui est toujours un sujet de recherche.

Les schémas suivants[1] montrent comment je décrivais chaque Type de Personnalité en 1977 avec ses Points forts, Drivers, stoppeurs, rackets (sentiments de substitution), jeux, Scénarios et Dynamiques. J'ai également identifié l'ordre des Portes pour chaque Type – et j'ai appelé cela les « Niveaux de Personnalité ». Parmi ces descriptions, plusieurs sont extraites des données de mes recherches de 1972.

J'avais encore une approche naïve de la Structure de Personnalité car je ne considérais qu'un seul Type pour une personne. Je n'avais pas encore réalisé que la structure comprenait les six Types de Personnalité ensemble. Mais ce « Bon sang, mais c'est bien sûr ! » était sur le point de se produire…

**Actifs**

**Surempathiques**

| | |
|---|---|
| **Caractéristiques** | Dramatise, émotif négatif, égocentrique, dépendant. |
| **Drivers** | Fais Plaisir Enfant (Fais des Efforts, Sois Fort, Sois Parfait). |
| **Injonctions** | Ne grandis pas, Ne sois pas important, Ne ressens pas ce que tu ressens, Ne sois pas clair avec ta colère, Ne sois pas toi. |
| **Rackets** | Tristesse, colère, inquiétude, dépression. |
| **Jeux** | Quel idiot je suis, Bottez-moi les fesses, Vous êtes merveilleux, docteur ! |
| **Scénarios** | Après, Presque. |
| **Dynamique** | Désire que l'on prenne soin de lui et qu'on lui prodigue de l'attention. Manipulation : Fais Plaisir invite un Sauveteur. Bénéfice final : Rejet. |

**Engagé**

---

1. Les tableaux qui suivent sont extraits de Kahler, Taibi, *Process Therapy in Brief*, Human Development Publications, Little Rock, 1979. Les parenthèses indiquent l'ordre des Drivers secondaires selon la présence d'autres Types.

**Actifs**

## Travaillomanes

| | |
|---|---|
| **Caractéristiques** | Rigide, sur-consciencieux, routinier, « ritualiste ». |
| **Drivers** | Sois Parfait (Fais-moi Plaisir, Fais des Efforts, Sois Fort). |
| **Injonctions** | Ne t'amuse pas, Ne sois pas un enfant, Ne ressens pas, Ne prends pas de plaisir, Ne sois pas proche. |
| **Rackets** | Colère, triomphe, culpabilité, toujours raison. |
| **Jeux** | La scène, Soucieux, Maintenant je te tiens, salaud ! Défauts. |
| **Scénarios** | Tant que, Presque II. |
| **Dynamique** | Désire qu'on le reconnaisse et qu'on le respecte. Manipulation : Persécuteur cherche Victime « idiote » ou autre Persécuteur ou Blâmeur. Bénéfice final : Contrôle ou rejet menant à solitude. |

**En retrait**

**Actifs**

## Dubitatifs

| | |
|---|---|
| **Caractéristiques** | Jaloux, suspicieux, rigide, hypersensible au feedback négatif, contrôlant. |
| **Drivers** | Sois Parfait (P), Sois Fort (E). |

**En retrait**

| | |
|---|---|
| **Injonctions** | Ne fais pas confiance, Ne sois pas proche, Ne prends pas de plaisir, N'appartiens pas. |
| **Rackets** | Blessé, peur, colère, rejet, jalousie, dépression. |
| **Jeux** | Coincé, C'est affreux, Défauts, Sans toi, La scène. |
| **Scénarios** | Tant que, Jamais. |
| **Dynamique** | Désire apprécier et appartenir. Manipulation : Persécuteur cherche Victime « idiote » ou autre Persécuteur ou Blâmeur. Bénéfice Final : « Terrorise » les autres, ou est laissé seul. |

**En retrait** →

### Rêveurs éveillés

| | |
|---|---|
| **Caractéristiques** | Timide, hypersensible, introverti, « solitaire », reclus, non compétitif. |
| **Drivers** | Sois Fort (E) (Fais des efforts, Fais Plaisir). |
| **Injonctions** | Ne le fais pas, Ne sois pas proche, Ne ressens pas, Ne grandis pas, N'appartiens pas, Ne t'amuse pas, Ne sois pas un enfant. (Ne sois pas bien ou sain.) |
| **Rackets** | Pas voulu, ennui, pas aimé, sans espoir, pas la peine, déprimé, blessé, inadapté. |
| **Jeux** | Coincé, Bottez-moi les fesses, Plante verte. |
| **Scénarios** | Jamais, Toujours. |
| **Dynamique** | Désire qu'on s'occupe de lui.<br>Manipulation : Passivité ; Sois Fort, Victime « idiote » et désespérée invitent à être ignoré.<br>Bénéfice Final : Effrayé et oublié. |

**Passif** ↓

**Engagé** ←

### Désapprobateurs

| | |
|---|---|
| **Caractéristiques** | Hostile, borné, négatif, « frustrant », procrastinateur. |
| **Drivers** | Fais des efforts (E) (Sois Fort, Sois Parfait, Fais Plaisir). |
| **Injonctions** | Ne grandis pas, Ne ressens pas, Ne sois pas proche, Ne le fais pas, Ne prends pas de plaisir. |
| **Rackets** | Colère, plein de reproches, irréprochable, revanchard, vindicatif, blessé, jaloux, déprimé. |
| **Jeux** | Bottez-moi les fesses, Quel idiot je suis, Schlemiel, Tu m'en dois une, La scène, Oui mais, Sans toi, Coincé. |
| **Scénarios** | Toujours, Jamais, Presque 1. |
| **Dynamique** | Désire qu'on soit nourricier à son égard.<br>Manipulation : Passivité ; Fais Effort invite Sois Parfait puis passe à Blâmeur invite Persécuteur.<br>Bénéfice Final : Rejeté et indignation vertueuse. |

**Passif** ↓

|  | **Manipulateurs** |
|---|---|
| **Caractéristiques** | Impulsif, irresponsable, n'apprend pas de ses erreurs, explosif. |
| **Drivers** | Sois Fort (Fais des efforts, Fais Plaisir, Sois Parfait). |

**Engagé**

◄────────────────────────────────────

|  |  |
|---|---|
| **Injonctions** | N'appartiens pas, Ne ressens pas le chagrin, la colère, la peur, Ne fais pas confiance, Ne sois pas proche, Ne le fais pas. |
| **Rackets** | Frustration, dépression. |
| **Jeux** | Battez-vous, Coincé, Tu m'en dois une, Schlimazel, Sans toi. |
| **Scénarios** | Toujours, Jamais, Presque. |
| **Dynamique** | Désire qu'on l'aime et faire partie. Manipulation : « Se moque ». Bénéfice Final : Abandon. |

**En retrait** ▼

# 12. Les Phases : Le « Bon sang mais c'est bien sûr ! »

1977 fut l'année de la reconnaissance et de la découverte. Des choses très importantes se sont produites dans ma vie cette année-là. Tout d'abord, j'ai reçu le Eric Berne Memorial Scientific Award pour le Miniscénario et les Drivers[1].

Alors que je préparais mon discours de remise de prix, j'ai pensé à Hedges et au souhait qu'il avait formulé pour que nous insistions sur le Miniscénario positif. J'ai pensé à Paul Ware, qui s'était concentré également sur le comportement positif de l'individu dans sa théorie des « Portes[2] ». J'ai également pensé à l'une de mes idoles en AT, mon collègue de l'Eric Berne Memorial Scientific Award, le docteur John (Jack) Dusay et son concept de l'Egogramme[3].

---

1. Kahler, Taibi avec Capers, Hedges, « The Miniscript », *TA Journal*, janvier 1974.
2. Ware, Paul, « Personality Adaptation », *TA Journal*, janvier 1983.
3. Dusay, John, « Egograms and the "Constancy Hypothesis" », *TA Journal*, avril 1972.

Bien qu'il inclue l'énergie négative, Jack suggérait un ordre positif dans les États du Moi. Mes recherches les plus anciennes avaient confirmé un ordre de transaction chez un individu, alors les pièces du puzzle commencèrent à se rassembler en quelque chose de plus complet.

J'ai commencé à considérer la structure de la personnalité comme un « empilement » de chacun des six Types de Personnalité chez chaque personne. Je ne considérais plus seulement les comportements inadaptés, cliniques ou de détresse d'un seul Type de Personnalité à la fois, mais aussi tous les comportements positifs.

Je visualisais une maison de six étages, chacun comportant différents ensembles de traits de personnalité. Je fis l'hypothèse de ce que pourraient être ces traits de caractère pour chacun des six Types de Personnalité.

Je les nommais pour la première fois : Empathique, Travaillomane, Persévérant, Promoteur, Rêveur et Rebelle. Je souhaitais désormais utiliser des termes plus neutres que les précédents, puisque j'avais dépassé ma première approche clinique sur le Miniscénario AT. C'est alors que j'ai commencé à parler de cette structure sous le terme d'« Immeuble de Personnalité ».

Les caractéristiques dont je fis l'hypothèse étaient : les Points forts, les Parties de Personnalité positives et les Canaux de communication corrélés, les Perceptions, les environnements préférentiels, les styles d'interaction et de management, la tenue vestimentaire, les expressions du visage, les préférences concernant l'habitat personnel et l'environnement professionnel, ainsi que les motivateurs Besoins psychologiques.

Je cessai tout à fait de considérer uniquement les schémas de fonctionnement négatifs des individus à un niveau clinique pour considérer plutôt chaque personne dans sa Structure de Personnalité faite des six Types de Personnalité disponibles chez elle dans un ordre mesurable.

Alors que je m'engageais dans cette voie, je me posai question après question : Pourquoi les gens sont-ils motivés par différents Besoins psychologiques à différents moments de leur vie ? Pourquoi le Driver primaire d'une personne semble ne pas changer, alors que sa séquence de stress peut, elle, avoir changé ? Pourquoi une personne semble-t-elle avoir changé de Scénario à un moment de son existence ? Pourquoi certaines personnes montrent-elles deux séquences de stress, et non une seule, selon la nature et l'intensité de leur stress ?

Je me suis aussi demandé combien de personnes changent au fil de leur vie. Certaines traversent des expériences – apprenant de leur souffrance – et modifient leur attitude tout en restant les mêmes dans leur structure de base. Je me souvins alors avoir traversé moi aussi ce que je pourrais appeler différentes « Phases » de ma vie. Je réalisai que lors de chaque Phase que j'avais traversée, j'avais fait l'expérience d'une nouvelle séquence miniscénarique et de nouveaux Besoins psychologiques, tout en demeurant dans le fond la même personne.

À ce moment-là, j'ai eu un éclair ! Les gens commencent avec le Miniscénario qui correspond au rez-de-chaussée de leur immeuble.

Lorsqu'ils ne peuvent satisfaire positivement les besoins de cet étage, ils montrent le Miniscénario du Type correspondant afin de satisfaire ce même besoin négativement[1].

Il fallait entreprendre une recherche sur ce sujet. Le timing était parfait : je venais d'être embauché par le docteur Terry McGuire, chef psychiatre de la NASA pour les vols habités, pour l'aider dans sa mission de recrutement des astronautes.

C'était pour moi une vraie bénédiction. Terry est devenu un collègue, thérapeute, confident, mentor et un ami cher pour la vie. Je ne connais personne que je respecte davantage[2].

Terry est le top du thérapeute. Il a une connaissance encyclopédique de la médecine, de la psychiatrie, de la physiologie et de la dynamique du stress. En trente ans d'amitié, je n'ai jamais vu Terry dans les sous-sols du stress avec qui que ce soit. Un homme d'exception.

Des centaines de formidables postulants furent pressentis pour rejoindre le corps des astronautes, mais nous avions besoin d'un processus de sélection plus efficace encore. La NASA a aidé au financement de la recherche sur la validation du Modèle Process Com® (PCM) et de l'inventaire « papier/crayon » que j'ai développé et que j'utilisais lors de nos entretiens en tête-à-tête avec nos aspirants astronautes. Process Com est une méthodologie non clinique de communication et de management basée sur ma recherche. Ce projet m'a offert l'opportunité d'élargir ma réflexion sur des applications non cliniques et également de tester mes hypothèses. C'est ainsi que mon inventaire « papier/crayon » devint l'IDP (Inventaire de Personnalité).

---

1. À vrai dire, cette hypothèse n'est pas complètement exacte, mais cependant très solide.
2. Pour le plus admiré, je choisis mon cher ami vétéran du Vietnam Max Cleland, triple amputé et héros modèle. Avec la détermination de l'esprit et du corps, du cœur et de l'âme, il a forgé son destin pour servir son pays encore et encore : chef de l'Association des Vétérans, secrétaire d'État de la Géorgie et sénateur.

La recherche qui commença en 1979 demanda plusieurs années pour aboutir. Début 1981, les travaux bouclés donnèrent des résultats intéressants. Mes recherches de 1972 prenaient tout leur sens. En m'y replongeant, j'y intégrai les nouvelles hypothèses. Alors, les données devinrent significatives au niveau > .01. La raison pour laquelle je n'obtenais pas en 1972 un tel niveau de validité statistique est que je n'avais alors pas intégré le facteur changement de Phase. Par exemple, seule une personne sur trois avec un Driver Fais Plaisir (Type Empathique de Base, en Process Com) montrera les comportements du Miniscénario corrélé parce que cette personne n'a pas changé de Phase. Les deux autres personnes auront, elles, changé de Phase et par voie de conséquence, montreront une séquence de stress différente de celle de leur Base.

L'IDP[1] fut validé à la fois pour les applications cliniques et non cliniques. Les découvertes issues de la recherche incluaient la confirmation de l'existence de six Types de Personnalité positifs, chacun avec sa propre quantité d'énergie mesurable et l'ordonnancement de Points forts, de Préférences environnementales, de Perceptions (les trois perceptions de Berne et Ware étaient en fait au nombre de six), de Besoins psychologiques, de Styles de management préférentiels, de Parties de Personnalité et de Canaux.

La recherche a en outre permis d'identifier la séquence de stress courant correspondant à la Phase actuelle d'un individu, ainsi que la séquence de stress sévère de son rez-de-chaussée (Type de Personnalité de Base). J'ai ainsi pu valider que chaque Type de Personnalité possède certains Besoins psychologiques. Lorsqu'un Besoin correspondant à ce Type n'est pas satisfait de manière positive, la personne va alors essayer de satisfaire ce même besoin de manière cette fois négative – consciente ou non de le faire. C'est de cette façon que la Process Com permet de prévoir précisément pourquoi et comment les astronautes (comme chacun de nous) se comporteraient s'ils étaient exposés à une situation de stress. Terry a utilisé la Process Com à la NASA jusqu'à sa retraite en 1996, pour les entretiens, la sélection, la constitution d'équipages, en travaillant sur le stress avec pertinence et précision.

Plus de 700 00 personnes, dans le monde entier, ont reçu leur profil sous forme d'IDP, dont 17 000 dans un cadre clinique.

---

1. Kahler, Taibi, *Personality Pattern Inventory*, Taibi Kahler Associates, Inc., 1982.

# 13. Les Adaptations de la personnalité

Le docteur Paul Ware a inventé le terme « Adaptations de la personnalité » dans son article de 1983[1]. Il sera le premier dans l'univers de l'AT à condenser les catégories classiques de diagnostic à l'aide des Adaptations, en les identifiant comme suit : Hystérique, Compulsif-Obsessionnel, Paranoïde, Schizoïde, Passif agressif et Antisocial.

Indépendamment de cela, Paul et moi avons établi six catégories. Mon cadre de référence : le Miniscénario, combiné avec mes recherches de 1972 ; son cadre de référence : la simplification des nomenclatures classiques des névroses, désordres de la personnalité et psychoses sur une organisation linéaire : les Adaptations.

Il y a inclus son modèle d'intervention en traitement – ressentis, comportements, pensées –, mais il n'a pas identifié dans son article les éléments AT tels que les rackets, les États du Moi, les jeux, les Rôles ou ma terminologie des Types de Personnalité, Canaux, Scénarios corrélés, Miniscénarios ou les trois degrés de stress. Il a cependant spéculé sur les Drivers et les Injonctions scénariques.

Malheureusement, une certaine confusion sur la paternité de notre typologie en six Types est apparue. J'y ai sans doute contribué en faisant tellement de conférences sur mes Types de Personnalité, en particulier au Southeast Institute de Joines pour la thérapie familiale et la thérapie de groupe.

Et la confusion s'est installée, comme en témoigne l'article de Vann Joines publié dans la revue d'AT en 1986 et intitulé « Utiliser la thérapie de redécision avec différents Types de Personnalité[2] ». Dans son article, Vann identifiait par erreur les « Adaptations de la personnalité de Paul Ware », en utilisant ma terminologie sans me citer. Par exemple, il écrivait : « Le Rêveur éveillé créatif, traditionnellement appelé schizophrène… Les Charmeurs manipulateurs traditionnellement appelés antisociaux… Le responsable Travaillomane, traditionnellement appelé compulsif obsessionnel… L'enthousiaste Surempathique… »

En plus de cela, l'article utilisait ma nomenclature de Rêveur éveillé, Manipulateur, Travaillomane et Surempathique (qui comprenait des éléments de ma recherche et de mes travaux en combinant les Miniscénarios, rackets, États du Moi, jeux, Rôles, Injonctions, Scénarios, transactions, trois degrés de stress) sans attribuer les informations à leur auteur.

---

1. Ware, Paul, « Personality Adaptations », *TA Journal*, janvier 1983.
2. Joines, Vann, « Using Redicision Therapy with Different Personality Types », *TA Journal*, 1986.

À la suite de cela fut publié en 2002 un livre intitulé *Personality Adaptations*, écrit par Ian Stewart et Joines[1].

J'y ai trouvé deux problèmes de taille dans les éléments qu'ils utilisaient en référence. Le premier : les informations étaient obsolètes car elles dataient de vingt ans. Elles n'intégraient pas l'avancement de ma recherche et les idées nouvelles. Le second : cet ouvrage ne présentait pas de manière exacte mon Modèle Process Thérapie.

J'apprécie la réponse très professionnelle que Stewart et Joines m'ont faite lorsque je portai ces erreurs à leur attention et je tiens à les remercier publiquement de leurs excuses pour avoir donné dans le livre l'impression qu'ils revendiquent pour eux-mêmes la paternité de mes travaux, y compris ce qu'ils appellent leur Process Model, et la reconnaissance de leur part qu'ils faisaient référence à mon Modèle Process Thérapie. Pour les prochaines rééditions de leur ouvrage, ils ont par ailleurs gracieusement accepté d'apporter les révisions nécessaires et les informations mises à jour, et me créditent pour mon travail. La lettre de Stewart et Joines en 2005 clarifiant tout cela figure en annexe A-1 de cet ouvrage.

Paul, et par la suite Stewart et Jones, considéraient chez leurs patients seulement trois « portes » : sentiments, pensées et comportements. La recherche PTM démontra qu'il existe en fait six Perceptions distinctes. Ceci eut des conséquences importantes en termes de plan thérapeutique, en particulier pour cibler au mieux la « Porte visée ». Paul s'est désormais rallié à mes conclusions, c'est-à-dire que chacune des six Perceptions est associée à un de mes Types de Personnalité.

Le PTM identifie également la porte de « Contact » ou porte d'entrée. Nous l'appelons la Perception du Type de Personnalité de Base. Le PTM identifie la porte « Piégée », c'est-à-dire la ou les Perceptions associées avec les Types de Personnalité des étages supérieurs de l'immeuble dont le score dans l'IDP est de 20 ou moins de 20.

Paul avait émis l'hypothèse qu'une personne avait deux dimensions dans l'établissement de sa personnalité dysfonctionnelle : une Adaptation de Survie et une Adaptation de Performance. Un individu présentera une Adaptation de survie (schizoïde, antisociale ou paranoïde), parce qu'il s'agit des trois adaptations « développées » pendant les dix-huit premiers mois de la vie que l'on observera lorsqu'un enfant doit satisfaire des besoins de Base pour survivre.

Une personne pourra avoir une Adaptation de Performance (compulsive obsessionnelle, passive-agressive ou hystérique) développée entre l'âge de dix-huit mois

---

1. Joines, Vann, et Stewart, Ian, *Personality Adaptations*, Lifespace Publishing, Nottingham, 2002.

et de six ans que l'on observe lorsque l'individu offre une réponse « performante » à une demande parentale de comportement et de performance attendus.

Bien que ces catégories semblent cohérentes avec les théories du développement, la recherche ne valide pas la construction de la personnalité de cette façon. Cependant, ce que j'interprète de cette vision est la distinction entre ce que le PTM décrit comme étant les besoins de la Phase (Type de Personnalité, siège de la motivation actuelle) et les besoins de la Base (Type de Personnalité du rez-de-chaussée, la fondation). Une personne devra satisfaire positivement ses besoins de Phase pour fonctionner de manière saine, et dépendra de la satisfaction des besoins de la Base pour fonctionner tout court.

Nous savons aujourd'hui grâce à la recherche que n'importe lequel des six Types de Personnalité peut être une des six Adaptations, et que n'importe lequel des six Types de Personnalité peut être une Phase. Avec six Types distincts, il y a donc 720 combinaisons de structure d'immeuble possibles. Avec la possibilité d'une Phase à n'importe lequel des six étages, nous obtenons un total de 4 320 Structures de Personnalité possibles avec 36 combinaisons de Base et de Phase. Paul est aujourd'hui d'accord avec la représentation PTM.

Stewart et Joines, ainsi que de nombreux théoriciens AT, suivent encore l'ancienne approche de Paul, avec les Adaptations de Survie et de Performance. Du coup, ils continuent à accorder une importance considérable à l'influence des parents dans la « formation » de la Structure de Personnalité de l'enfant. Ceci induit que l'enfant survit en « choisissant » un Driver pour contrer les Injonctions parentales. À l'opposé, la recherche démontre que chaque Driver est corrélé à un et un seul Type de Personnalité, en dépit de toute influence environnementale. En d'autres termes, chaque personne de Base Empathique aura et a un Driver Fais Plaisir, quel qu'ait été le Scénario « proposé » par les Injonctions parentales. Et pour finir, aucun autre Type de Personnalité n'aura ce Driver.

Paul considérait que la « Porte visée » nous indiquait ce dont le patient avait besoin pour se développer. Par exemple, il considérait que si la « Porte de contact » de l'Hystérique était les ressentis, alors la « Porte visée » serait les pensées. Son objectif était alors d'apprendre à l'Hystérique à penser plus claire-ment. Il faisait l'hypothèse que la « Porte piégée » serait les comportements.

En PTM, si le patient présente une Adaptation Hystérique, alors la séquence de stress du Type de Personnalité sera celle de l'Empathique. Bien que statistique-ment, il soit plus fréquent de trouver ensuite les Pensées (environ 60 % des personnes de Base Empathique ont Travaillomane au deuxième étage), il n'en demeure pas moins que l'étage suivant peut aussi être Persévérant, Rêveur,

Promoteur ou Rebelle. Il n'est donc pas possible de considérer qu'un ordre préétabli conviendra à tous. Cette approche est à rejeter. En lieu et place, le clinicien devrait établir un profil en faisant appel à l'IDP, ou évaluer l'ordre des étages de Type de Personnalité de son client en utilisant les techniques PTM.

En PTM, nous concentrerons notre intervention non pas sur la « Porte » suivante comme cible, mais plutôt sur l'étage dans lequel notre client est « bloqué ». Le PTM s'arrête sur l'étage du Type de Personnalité dans lequel se reflète le stress d'un individu. La séquence miniscénarique de stress du client va alerter le thérapeute sur la Problématique qu'il convient de traiter et de résoudre. Bien souvent, cette intervention va « libérer » la personne et lui permettre d'accéder à l'étage supérieur au travers d'un changement de Phase. Ceci amènera une nouvelle motivation dans sa vie. Comme nous l'évoquons dans le chapitre 9, la Problématique de l'Hystérique est la gestion positive de la colère. Si Travaillomane est l'étage suivant dans la structure, il en résultera pour le client un accès accru à la pensée claire une fois qu'il aura géré sa Problématique de colère. Bien que, statistiquement, cet étage Travaillomane vienne le plus souvent après, il aurait pourtant pu se retrouver n'importe où dans l'immeuble.

Paul est aujourd'hui président de la School of Psychiatry du Centre universitaire des services de santé de l'État de Louisiane. De plus, il fut honoré en 2007 du prix d'Enseignant de l'année de l'Association psychiatrique américaine pour ses compétences exceptionnelles de formateur auprès de ses étudiants en médecine.

Paul et moi sommes en train de mener un projet de recherche : nous profilons des patients avec l'IDP (qui, dans ce contexte, a été baptisé Profil Modèle Process Thérapie, ou PMPT). Nous les évaluons selon les Adaptations de Paul et corrélons les résultats avec les catégories classiques du diagnostic du DSM-IV.

Notre intention est de rassembler ensuite nos efforts pour former des professionnels à l'utilisation de nos approches dans leur acte de psychothérapie ou de coaching. Un thérapeute peut utiliser le PTMP et apprendre le traitement PTM. Ensuite, avec Paul ou l'un de ses collègues formés, il pourra apprendre à mener un entretien pour les diagnostics classiques, et comment traiter chaque adaptation.

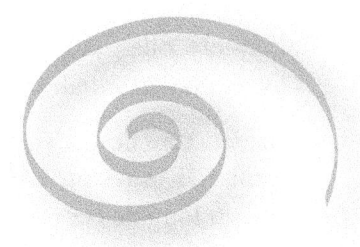

Chapitre 1

# La Structure de Personnalité

Les individus sont constitués de six Types de Personnalité, nommés Travaillomane, Persévérant, Empathique, Promoteur, Rebelle et Rêveur.

Les noms d'origine que j'utilisais en 1978 pour les Types Process Thérapie étaient Travaillomaniaque, Dubitatif, Surempathique, Manipulateur, Désapprobateur et Rêveur éveillé.

Dans le modèle de Process Communication non clinique, les noms que j'utilise sont ceux que vous lisez dans le modèle PTM.

## 1. L'inné contre l'acquis

Pendant des années, il y eut une controverse pour savoir à quel point la nature influence notre personnalité (avec quoi sommes-nous nés) et quelle influence l'acquis peut avoir sur notre personnalité (ce que nous expérimentons dans notre environnement). La recherche PTM a montré qu'il y a six types de personnalité distincts (les « Types de Personnalité » ou les « Types ») et que chaque personne possède les caractéristiques de ces six Types[1]. Nous sommes nés soit avec l'un de ces six Types déjà dominant, soit ce Type prend de l'importance très tôt dans notre vie. Des études testées et re-testées indiquent que cette fondation, ou Base, de la structure restera probablement la même tout au long de la vie d'une personne[2].

La recherche a également montré que les cinq autres Types se trouvent chez une personne dans un ordre spécifique suivant la Base. L'observation de plus de 20 000 enfants par des éducateurs ou parents entraînés à la Process Thérapie au

---

1. Kahler, Taibi, *Personality Pattern Inventory Validation Studies*, Kahler Communications, Inc., 1982.
2. Stansbury, Pat, *Report of adherence to theory discovered when the Personality Pattern Inventory was administered twice*, Baton Rouge, 1990.

Comity College de Brevard de 1978 à 1996 a montré que l'ordre des cinq autres Types de Personnalité est mis en place à peu près à l'âge de 7 ans[1].

La Structure de Personnalité peut être comparée à un immeuble de six étages et j'utiliserai le terme « Structure » et « Immeuble » de manière interchangeable tout au long de cet ouvrage. La « nature » (l'inné) est probablement responsable pour le premier étage de Base, alors que l'ordre des étages 2 à 6 est déterminé par l'environnement qui interagit avec le tempérament naturel de la personne. Les facteurs d'acquisition incluent des variables telles que la mère, le père et leur Structure de Personnalité.

Les expériences des étapes développementales de l'enfant peuvent être la présence d'autres personnes significatives, la mort, le divorce, les blessures et d'autres traumatismes. Chaque personne présentera donc un ordre spécifique dans son Type de Personnalité, et sera unique parmi 720 combinaisons[2].

L'IDP (Inventaire de la Personnalité) donne cet ordre séquentiel ainsi que la quantité d'énergie disponible à chaque étage pour chaque Type de Personnalité[3]. Un score énergétique de 40 ou plus indique que la personne est capable d'expérimenter et de démontrer les caractéristiques positives associées avec ce Type de Personnalité.

Par définition, tous les comportements dans l'immeuble sont « OK » et sains. Il n'y a pas de Type qui soit meilleur ou pire, ou plus ou moins intelligent qu'un autre[4].

Se rendre à chaque étage et au comportement associé au Type de Personnalité corrélé peut être accompli rapidement. Il faut pour cela que la personne soit « bien » ; cela dépendra si la personne a plus ou moins bien nourri ses Besoins psychologiques[5].

---

1. Voir annexe B, e-mail du docteur Susan Geier, chef de département.
2. Voir annexe D. La recherche suggère que l'ordre de l'immeuble ne change que très rarement (s'il change) et que tout changement vers une nouvelle motivation ou « étage de Phase » est prévisible.
3. Voir la partie de l'introduction consacrée aux Phases pour une information sur le développement de l'IDP.
4. Je crois qu'une recherche supplémentaire sur les Types de Personnalité et l'intelligence augmentera notre appréciation sur les dons naturels et sur notre manière de définir l'intelligence.
5. Ceux-ci sont les besoins d'un Type de Personnalité de Phase de la personne. Plusieurs chapitres de ce livre sont consacrés à l'explication de la Phase et aux Besoins psychologiques motivationnels.

Rêveur

Promoteur

Empathique

Persévérant

Rebelle

Travaillomane

10  20  30  40  50  60  70  80  90  100

Base Travaillomane

Cet immeuble de Personnalité indique que la personne présente une Base Travaillomane et est relativement ouverte aux étages suivants de Rebelle et de Persévérant. L'étage Rêveur est le moins souvent visité. Notez qu'il y a un « ascenseur » dans l'immeuble. Nous utilisons cet ascenseur pour accéder aux étages de notre immeuble autres que la Base.

On associe à chacun de nos Types de Personnalité un ensemble unique de caractéristiques incluant une « Perception ou une manière de voir le monde », des Points forts et des traits du visage (résultant pour la plupart de l'utilisation répétitive de certaines expressions).

# 2. Les caractéristiques uniques des six Types de Personnalité

Les pages qui suivent vous présentent les caractéristiques uniques des six Types de Personnalité[1].

## • Travaillomane

En Amérique du Nord, 25 % de la population présente une Base Travaillomane (75 % d'hommes, 25 % de femmes).

Chacun de nous présente un étage Travaillomane avec une quantité d'énergie disponible. Voici ce que nous montrons alors :

- *Perceptions* : pensées. Identifie et catégorise les gens et les choses.

---

1. Kahler, Taibi, *Process Communication Model*, Kahler Communications, Inc., Little Rock, 1982.

- *Points forts* : logique, responsable, organisé.
- *Traits du visage* : lignes horizontales sur le front.
- *Caractéristiques* : capacité à penser logiquement, intègre les faits et les idées puis les synthétise.

## • Persévérant

En Amérique du Nord, 10 % de la population présente une Base Persévérant (75 % d'hommes, 25 % de femmes).

Chacun de nous a un étage Persévérant avec une quantité d'énergie disponible qui nous est spécifique. Voici ce que nous montrons alors :

- *Perceptions* : opinions. Juge d'abord puis évalue les gens et les choses.
- *Points forts* : dévoué, observateur et consciencieux.
- *Traits du visage* : ligne verticale entre les yeux.
- *Caractéristiques* : capacité à exprimer ses opinions, ses croyances et ses jugements.

## • Empathique

En Amérique du Nord, 30 % de la population présente une Base Empathique (25 % d'hommes, 75 % de femmes).

Chacun de nous a un étage Empathique avec une quantité d'énergie disponible. Voici ce que nous montrons alors :

- *Perceptions* : émotions. Intègre et perçoit les gens et les choses en ressentant.
- *Points forts* : compatissant, sensible et chaleureux.
- *Traits du visage* : ligne en demi-lune au-dessus des yeux.
- *Caractéristiques* : capacité à être nourricier et à donner aux autres, capacité à créer de l'harmonie.

## • Promoteur

En Amérique du Nord, 5 % de la population présente une Base Promoteur (60 % d'hommes, 40 % de femmes).

Chacun de nous a un étage Promoteur avec une quantité d'énergie disponible.

Voici ce que nous montrons alors :

- *Perceptions* : action. Expérimente le monde en agissant.
- *Points forts* : charmeur, adaptable et persuasif.
- *Traits du visage* : visage sanguin.
- *Caractéristiques* : capacité à être ferme et direct.

## • Rebelle

En Amérique du Nord, 20 % de la population présente une Base Rebelle (40 % d'hommes, 60 % de femmes).

Chacun de nous a un étage Rebelle avec une quantité d'énergie disponible. Voici ce que nous montrons alors :

- *Perceptions* : réaction. Réagit aux gens et aux choses à partir de « j'aime, j'aime pas ».
- *Points forts* : spontané, créatif et ludique.
- *Traits du visage* : rides de sourire autour des yeux et de la bouche.
- *Caractéristiques* : capacité à l'humour, au jeu et à apprécier le moment présent.

## • Rêveur

En Amérique du Nord, 10 % de la population présente une Base Rêveur (40 % d'hommes, 60 % de femmes).

Chacun de nous a un étage Rêveur avec une quantité d'énergie disponible. Voici ce que nous montrons alors :

- *Perceptions* : « in-action » ou « *imagin'action* ». Motivé à l'action par les gens et par les choses.
- *Points forts* : réfléchi, imaginatif, calme.
- *Traits du visage* : visage lisse, peu de rides même avec l'âge.
- *Caractéristiques* : capacité à voir les choses de haut, travaille souvent bien de ses mains et est à l'aise avec les consignes.

# 3. La Matrice d'évaluation

La Matrice d'évaluation est un diagramme aidant à visualiser les dynamiques des Personnalités[1].

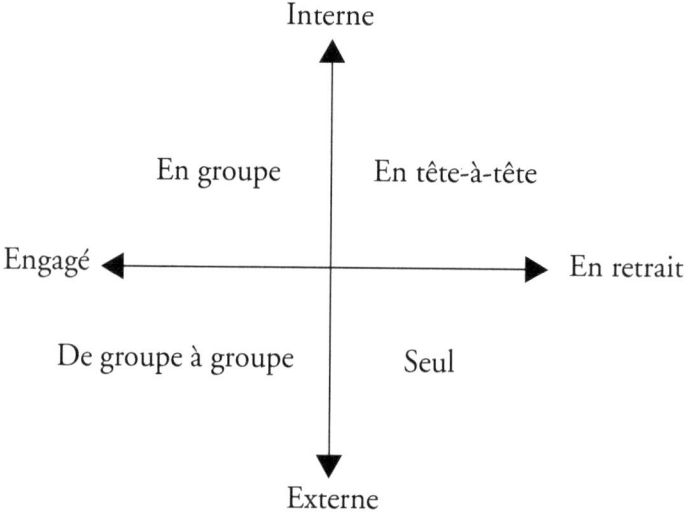

**Figure n° 1**

La ligne verticale est l'axe de l'engagement vers un but ou un objectif. La ligne horizontale est l'axe de l'engagement vers les gens.

« Interne » renvoie à la capacité d'une personne à s'investir pour fixer un objectif et à être automotivée pour le réaliser. « Engagé » renvoie au désir d'être dans un groupe ou de travailler en équipe.

Une personne qui préfère être avec deux personnes ou plus se retrouvera à la gauche de l'axe vertical, alors qu'une personne qui préfère être avec une seule personne ou seule se trouvera sur la droite.

Une personne qui se retrouve sur le cadran gauche, en haut, c'est-à-dire « engagé interne » arrivera à une soirée heureux d'être invité, ira vers les gens et appréciera d'être avec les groupes.

---

1. Kahler, Taibi, *Process Therapy in Brief*, Human Development Publications, Little Rock, 1979.

Dans un environnement de travail, cette personne préfère travailler en équipe, apprécie les projets qui sont partagés avec d'autres et qui invitent au partage et à l'harmonie.

À la même soirée, la personne qui se trouve dans le cadran en haut à droite (« interne en retrait ») parlera de sujets intellectuels et préférera boire tranquillement son verre seule dans le patio ou ira explorer la bibliothèque de son hôte.

Au bureau, cette personne travaille bien seule ou en binôme, et sera généralement orientée résultats.

L'occupant du cadran en bas à droite, « externe en retrait », arrive tranquillement à la soirée, évite les gens et s'engage seul dans une introspection que personne ne remarquera.

Au travail, cette personne est plutôt solitaire ; c'est celle qui préfère qu'on lui donne une mission et qu'on la laisse tranquille pour faire le travail.

La personne qui se trouve dans le cadran en bas à gauche, « externe engagé », aime bien faire la fête et être avec les gens, et peut avoir besoin d'attention.

Au travail, cette personne apprécie d'être dans différentes équipes, mais il est possible qu'elle travaille mieux quand on lui donne un challenge créatif.

Lorsque nous corrélons les Types de Personnalité aux préférences d'interaction dans la Matrice d'évaluation, nous voyons que le Type Empathique préfère les groupes et est orienté vers les relations. Les Types Travaillomane et Persévérant préfèrent les tâches et sont automotivés. Le Type Rêveur préfère la solitude et est motivé par les sources externes. Les Types Rebelle et Promoteur agissent plutôt à « l'oreille » pour voir ce que l'environnement peut proposer[1].

© Groupe Eyrolles

---

1. Kahler, Taibi, *Process Therapy in Brief,* Human Development Publications, Little Rock, 1979.

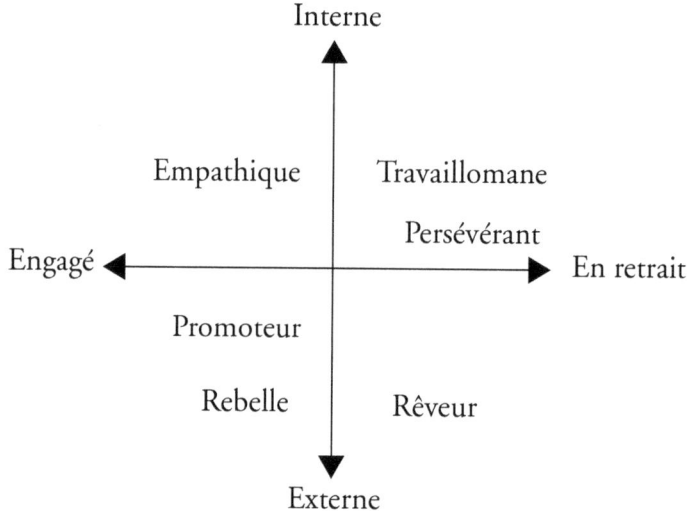

**Figure n° 2**

# Chapitre 2

# Comment entrer en contact avec votre interlocuteur ?

Il y a deux éléments essentiels du processus à prendre en considération lorsque vous souhaitez entrer en contact (« connecter ») avec votre interlocuteur : les Perceptions et les Canaux. Une Perception est un filtre au travers duquel nous appréhendons le monde. Un Canal est une interaction positive, comprenant une offre et une acceptation de l'offre.

## 1. Comment l'interlocuteur voit le monde

Le docteur Eric Berne définit les États du Moi comme « un système cohérent de pensées et de sentiments se manifestant par un schéma de comportement leur correspondant[1] ». Le docteur Paul Ware a par la suite défendu l'idée que ces Pensées, Sentiments et Comportements se manifestaient chez la personne de manière séquentielle. Il a montré la valeur clinique qu'avait cette approche permettant de déterminer un ordre d'intervention avec un patient. L'idée étant de correspondre avec le point de contact le plus important des trois (la Porte d'entrée), puis de se concentrer sur la zone de développement potentiel (la Porte visée) et d'éviter la troisième zone, la Porte piégée[2].

Paul a présenté ces portes des ressentis, pensées et comportements comme des « zones dans lesquelles l'interlocuteur (le client) investit de l'énergie ». Il ne les présente pas comme des Perceptions, des États du Moi ou des transactions. Dans mes travaux de 1979-1982[3], j'ai découvert des corrélations significatives entre les six Types de Personnalité et ce que j'ai appelé les « Perceptions ». Le schéma qui suit compare le modèle d'origine de Paul à trois entrées (sentiment, pensées et comportements) et les résultats de mes recherches sur les Perceptions.

---

1. Berne, Eric, *Des jeux et des hommes*, Stock, Paris, 1984.
2. Ware, Paul, « Personality Adaptations », *TA Journal*, janvier 1983.
3. Kahler, Taibi, *Personality Pattern Inventory Validation Studies*, Kahler Communications, Inc., 1982.

**Tableau 1 – Comparaison des modèles de Ware et de Kahler**

| Modèle de Ware | Résultats des recherches de Kahler |
|---|---|
| Portes | Perceptions |
| Sentiments | Émotions |
| Pensées | Pensées |
| | Opinions |
| Comportements | Réactions (j'aime/j'aime pas) |
| | Inactions (réflexions) |
| | Actions |

En d'autres termes, chacun voit le monde autour de lui de six manières différentes, au travers de ses Perceptions de Pensées, d'Émotions, d'Opinions, d'Inactions, d'Actions et de Réactions.

Ces Perceptions ne sont pas seulement des filtres au travers desquels nous faisons l'expérience du monde. Elles deviennent un moyen pour entrer en contact (« connecter ») avec les autres, et celui qui a notre préférence lorsque les autres veulent entrer en contact avec nous. Nous avons tous une Perception principale, une préférence quant à la manière dont nous délivrons ce que nous avons à dire. Notre Perception principale (ou primaire) est celle de notre Type de Personnalité de Base, ou rez-de-chaussée de notre Immeuble.

- **Type Travaillomane :** La Perception principale est la Pensée factuelle. La manière qu'ils ont de percevoir le monde est d'identifier et catégoriser les gens et les choses. Pour eux priment les données factuelles et l'information. La logique est leur point de référence.

- **Type Persévérant :** La Perception principale est axée sur les Opinions et la confiance. La manière qu'ils ont de percevoir le monde est d'évaluer les gens et les situations au travers d'un système de valeurs. Pour eux priment la loyauté et l'engagement. Les valeurs sont leur point de référence.

- **Type Empathique :** La Perception principale est axée sur les Émotions et les relations. La manière qu'ils ont de percevoir le monde est de ressentir les gens et les situations. Pour eux priment la famille et l'amitié. La compassion est leur valeur.

- **Type Rêveur :** La Perception principale est axée sur l'Inaction et les directives. La manière qu'ils ont de percevoir le monde est de réfléchir à ce qui est en train de se dérouler. Pour eux priment la vie privée et un espace pour soi. L'imagination est leur point de référence.

- **Type Rebelle :** La Perception principale est axée sur les Réactions et le plaisir immédiat. La manière qu'ils ont de percevoir le monde est de réagir aux gens et aux situations à partir de « j'aime/j'aime pas ». Pour eux priment la spontanéité et la créativité. L'humour est leur point de référence.
- **Type Promoteur :** La Perception principale est axée sur les Actions et leur bénéfice. La manière qu'ils ont de percevoir le monde est d'expérimenter des situations et de provoquer l'action. Pour eux priment l'adaptabilité et l'autonomie. Le charme et l'opportunité sont leur point de référence.

Le schéma ci-dessous illustre la Structure de Personnalité d'un client de Base Travaillomane. Il montre également une quantité relative de Perception à chaque étage[1].

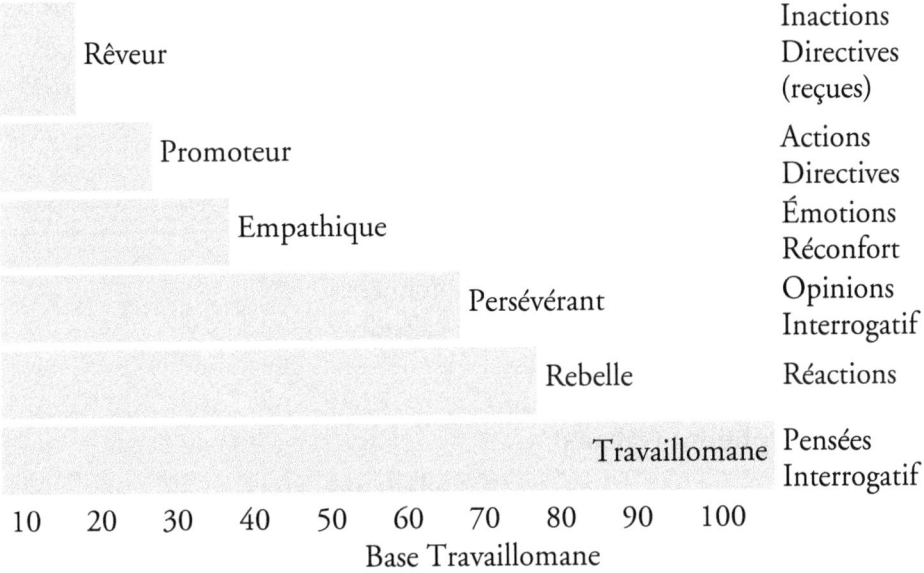

| | |
|---|---|
| Rêveur | Inactions Directives (reçues) |
| Promoteur | Actions Directives |
| Empathique | Émotions Réconfort |
| Persévérant | Opinions Interrogatif |
| Rebelle | Réactions |
| Travaillomane | Pensées Interrogatif |

10   20   30   40   50   60   70   80   90   100
Base Travaillomane

Nous pouvons interpréter cet immeuble en regardant le langage perceptuel parlé par chaque étage de Type de Personnalité. Puisque le client présente une Base de Type Travaillomane, nous aurons besoin de nous rendre à notre étage Travaillomane pour établir un contact au travers des Pensées factuelles, nous concentrant alors sur les faits, les données disponibles, l'information, la logique et la pensée.

---

1. Le PTMP produira ce diagramme automatiquement. Un thérapeute formé au PTM pourra aussi le confirmer empiriquement en utilisant chaque Perception lors des conversations.

Ce client montre des scores de plus de 40 dans les Réactions et les Opinions. Ceci indique que ces Perceptions sont pour lui ouvertes et disponibles. En d'autres termes, peu importe le contenu de la conversation, le client communiquera et « entendra » le contenu véhiculé par les Pensées, Réactions et même les Opinions. Les Pensées seront toutefois son « langage » préféré.

Le score de moins de 20 pour les Inactions nous permet de prédire que le client aura des difficultés à maintenir son processus de communication quand il lui est demandé d'être réfléchi ou introspectif.

À chaque fois que le thérapeute ou le client dit quelque chose, une des six Perceptions est utilisée. Et afin de comprendre ce qui est dit (le contenu), nous devons d'abord comprendre le langage (Perception). Le thérapeute doit donc savoir quel langage le client préfère, et être en mesure de le parler.

Le tableau qui suit donne des pistes pour classifier les mots de chacun des six langages perceptuels[1].

## Travaillomane : Pensées (logique)

« Je constate… »        « Où… »
« Quelles options… »        « faits »
« Cela veut-il dire… »        « informations »
« Qui… »        « données »
« Quoi… »        « calendrier »
« Quand… »

## Persévérant : Opinions (valeurs)

« À mon avis… »        « admiration »
« Nous devrions… »        « engagement »
« Je crois… »        « dévouement »
« respect »        « confiance »
« valeurs »

## Empathique : Émotions (compassion)

« Je ressens… »        « heureux » « triste »
« Je suis à l'aise avec… »        « J'aime… »
« Tu comptes pour moi… »        « proche »

---

1. Kahler, Taibi, *Personality Pattern Inventory*, Taibi Kahler Associates, Inc., Little Rock, 1982.

### Rêveur : Inactions (réflexions)

« Besoin de temps pour voir... »   « Rythme tranquille... »

« J'attends d'avoir des instructions... »   « Mon propre espace... »

« Attendons... »   « Il n'y a pas urgence... »

### Rebelle : Réactions (j'aime/j'aime pas)

« Ouaouh ! »   « Veux pas... »

« J'adore... »   « [humour, argot, expressions fleuries] »

« J'aime pas [déteste]... »

### Promoteur : Actions (charme)

« Droit au but... »   « Vas-y... »

« Bon coup à faire »   « Assez parlé... »

« Allons-y, faisons-le »

La plupart d'entre nous écoutons naturellement le contenu de ce qui nous est dit. Nous filtrons pourtant ce contenu au travers de notre Perception favorite et interprétons la réalité telle que nous la « voyons/entendons ». Et de cela nous tirons de nombreuses conclusions. Par exemple :

- Le Type Travaillomane filtre avec ses Pensées factuelles : « *Le secret du succès est de travailler dur, de penser clairement, d'être logique et de structurer son temps.* »
- Le Type Persévérant filtre avec les Opinions : « *Le secret du succès est d'agir avec sa conscience, de suivre les règles et de se conformer à des standards justes.* »
- Le Type Empathique filtre avec les Émotions : « *Le secret du succès est de donner, d'aimer, de considérer les sentiments des autres comme importants et d'offrir une compassion inconditionnelle à autrui.* »
- Le Type Rêveur filtre avec les Inactions : « *Le secret du succès est d'être réfléchi, de ne pas s'exciter pour rien. C'est important de prendre un moment seul tous les jours, pour faire de l'introspection et prendre du recul.* »
- Le Type Rebelle filtre avec les Réactions : « *Le secret du succès est de rester soi-même, de faire son truc, de prendre du plaisir et d'être créatif.* »
- Le Type Promoteur filtre avec les Actions : « *Le secret du succès est de faire des choses excitantes, de charmer, d'être persuasif et de chercher à être le premier.* »

La Perception d'un individu se reflète dans son langage et elle énonce tous les « comment » cette personne fait l'expérience du monde. Si je vous dis « Grand Canyon » et que vous y êtes allé, vous connaissez toutes les implications de ces mots.

Faites des expériences de vie aussi souvent que vous le pourrez dans chaque Perception. Vous approcherez alors les différents points de vue perceptuels qu'une personne qui n'en connaît qu'un seul considérera comme « le bon ».

Parler le langage perceptuel est magique, car cela nous place dans le même univers que l'autre. Ainsi, écouter attentivement le langage parlé par l'autre est crucial.

Se mettre au diapason du processus veut dire écouter *comment* quelqu'un dit *ce qu'*il dit, quel langage perceptuel il parle.

Entraînez-vous à vous mettre au diapason de l'autre en écoutant bien ses mots (langage perceptuel). Ne vous inquiétez pas si, au début, vous ne parvenez pas à maîtriser un niveau d'écoute seconde par seconde parce que de toute façon, votre interlocuteur va continuer à utiliser son langage perceptuel favori, celui de son Type de Personnalité de Base, et y reviendra tout le temps.

Les références qui suivent viennent de la culture populaire et de l'Histoire pour vous aider à vous familiariser avec le langage perceptuel de chaque Type de Base[1].

---

1. Quand des acteurs sont nommés, je fais référence au personnage et non à l'acteur lui-même.

| Base | Perception | Personnage/Personne |
|------|-----------|---------------------|
| Travaillomane | Pensées | Descartes<br>Joe Friday (*Dragnet*)<br>Monsieur Spock (*Star Trek*)<br>Data (*Star Trek*)<br>Monica (*Friends*) |
| Persévérant | Opinions | Archie Bunker<br>Martin Luther King<br>Superman<br>Lieutenant Dan (*Forrest Gump*)<br>Colonel Nathan R. Jessup (*Des hommes d'honneur*)<br>Les prêcheurs |
| Empathique | Émotions | Docteur McCoy (*Star Trek*)<br>Rachel (*Friends*)<br>Hoss Cartwright (*Bonanza*) |
| Rebelle | Réactions | Thomas Edison<br>James Dean<br>Lucy Ricardo (*Lucy*)<br>Hawkeye Pierce (*M.A.S.H.*)<br>Robin Williams dans *Madame Doubtfire,*<br>*Good Morning Vietnam, Aladdin.*<br>Tom Cruise dans *Des hommes d'honneur* |
| Rêveur | Inactions | Calvin *(Calvin & Hobbes)*<br>Albert Einstein<br>Forrest Gump<br>Radar O'Reily (*M.A.S.H.*)<br>Charlie Brown |
| Promoteur | Actions | James Bond<br>Captain Jack Sparrow<br>Ferris Bueller<br>Richard Gere dans *Officier et gentleman*<br>Leonardo DiCaprio dans *Attrape-moi si tu peux*<br>Steve Martin dans *My Blue Heaven* et *En toute bonne foi.* |

# 2. Parler le langage du client

Chacun d'entre nous a une Perception favorite. C'est la Perception associée au Type de Personnalité de Base de notre immeuble.

Soit nous sommes nés avec, soit nous l'avons développée très tôt dans la vie. Cette Perception agit comme un filtre, et nous la montrons par des mots que nous choisissons, comme « je pense… », « je sens… ». À chaque fois que nous disons quelque chose, nous envoyons le reflet de notre Perception aux autres et au monde.

Pour entrer en contact avec une autre personne, parlons son langage perceptuel. Pourquoi ? Parce que le processus précède le contenu. Par exemple, je dois connaître une langue étrangère, afin qu'une personne qui ne parle pas ma langue, l'anglais, comprenne le contenu de ce que je dis.

La recherche empirique a montré que si nous n'entrons pas en contact avec une autre personne par le biais de la Perception, il en résultera souvent du stress.

Le schéma qui suit montre une épouse de Base Empathique et un mari de Base Travaillomane. Statistiquement, la femme aurait pu être de Base Travaillomane (une femme sur seize est de Base Travaillomane) et le mari aurait pu être de Base Empathique (un homme sur sept). Mais j'ai choisi de partir avec des statistiques au hasard et je présente la femme comme Empathique et le mari comme Travaillomane.

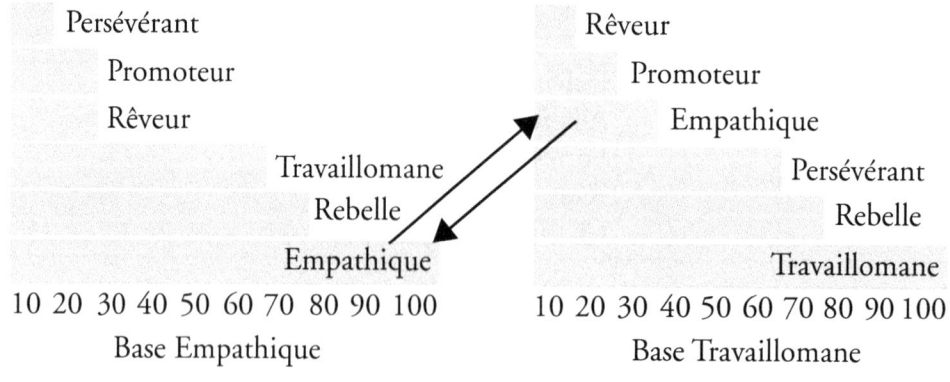

**Figure n° 1**

Un jour, l'épouse de Base Empathique dit à son mari de Base Travaillomane : « Je ne me sens pas bien. » Dans un monde parfait, le mari aurait établi une connexion *via* la Perception en empruntant son ascenseur, en appuyant sur le bouton Émotions, et en se rendant à son étage Empathique. Il aurait dit quelque chose comme : « Mon amour, je t'aime et quoiqu'il arrive, je suis là pour toi. » Nous avons là un exemple d'une prise de contact *via* une Perception Émotions.

Dans le mariage, cet homme de Base Travaillomane a appris à quel point il est important pour les personnes de Base Empathique de considérer les Émotions. Exactement comme son épouse de Base Empathique a appris à quel point les Pensées sont importantes pour les personnes de Base Travaillomane.

Quand l'un, l'autre ou les deux ne tiennent pas compte de ce principe, ils ne prennent pas contact avec l'autre au travers de leur Perception. S'ensuivent des problèmes de communication dans la relation. Par exemple, que se passerait-il si la personne de Base Travaillomane ne se déplaçait pas à l'étage Empathique et si elle restait plutôt à son étage de Base des Pensées ?

À partir d'une position orientée Pensées, les personnes de Base Travaillomane n'entendent pas « Je me sens mal » comme un désir d'être cajolé ou de recevoir de la compassion, mais plutôt comme une obligation de résoudre un problème.

Par voie de conséquence, le mari de Base Travaillomane répondra : « Depuis combien de temps te sens-tu mal ? »

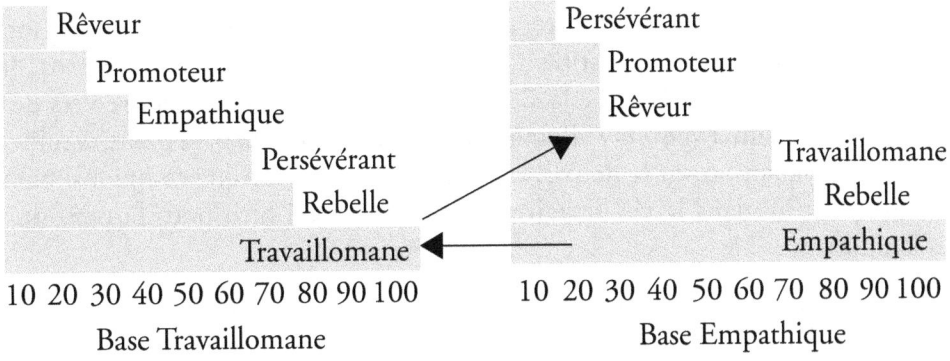

**Figure n° 2**

Tout le long de sa vie, le mari de Base Travaillomane a trouvé une formule logique pour gérer ce genre de situations, qui lui a plutôt bien servi :

- identifier l'événement qui a précipité ce ressenti de malaise ;
- mettre en place une stratégie de résolution ;
- avoir une procédure d'évaluation pour l'intervention en cours ;
- formuler un plan de prévention pour anticiper et éviter les problèmes de cette nature à l'avenir.

Mais sa question si raisonnable n'est pas véritablement attentive aux besoins de sa femme. Celle-ci va devoir mobiliser davantage d'énergie pour monter à son étage Travaillomane et activer les Pensées pour répondre à la question de son mari. Cela n'apporte certainement rien de bon à son besoin d'Empathique, de compassion.

Avec une justification inconsciente du type « C'est sûr que ma femme a de la chance de m'avoir auprès d'elle pour lui apprendre comment penser et comment raisonner pour se sortir de situations de malaise comme celles-ci », le mari posera alors une autre question « Est-ce que ça t'a pris aujourd'hui à une heure, ou à deux heures ? »

Maintenant, sa femme ressent ces questions comme un véritable interrogatoire. En s'adaptant, elle répond : « Je sais pas trop. »

Pour une personne de Base Travaillomane, ceci vient renforcer la croyance qu'il lui faut apprendre à sa femme comment analyser une situation en rassemblant davantage de faits. Et, arrivé à ce point, la démonstration flagrante de son manque de pensées claires justifie à ses yeux de la pousser plus durement. Il quitte alors la partie « OK » de la Base de son immeuble pour tendre vers des comportements du Type Travaillomane sous stress : « Eh bien, la petite aiguille, elle était sur le un ou sur le deux ?! » Il est alors convaincu que ce qui a si bien marché pour lui dans la vie devrait marcher tout aussi bien pour la personne qu'il aime tant.

Bien sûr, il se trompe. Comme nous nous trompons tous bien souvent : « Ma perception du monde est la bonne, et c'est celle-ci que tu devrais adopter pour réussir toi aussi ta vie. »

Nous verrons dans les chapitres suivants que sous stress, le Type Travaillomane est dans une position « J'ai de la valeur, tu n'as pas de valeur, parce que tu ne peux pas penser clairement », et la position du Type Empathique est : « Je n'ai pas de valeur, tu as de la valeur, je suppose que j'ai fait quelque chose de mal ».

Nous avons pourtant tous de la valeur. Quand nous entrons sous stress, c'est comme si nous portions un masque. Nous avons toujours de la valeur et pourtant, notre comportement masqué est négatif.

La personne de Type Empathique se retire souvent en se disant : « J'aimerais bien qu'il m'écoute davantage. » La personne de Type Travaillomane se retire en pensant quant à elle : « Elle a le QI d'une plante verte, faut-il en plus que je l'arrose ? »

Bien que le contexte de cette mauvaise communication change au fil des échanges, les émotions négatives de l'un à l'égard de l'autre s'empilent et forment un mur entre eux. Il est fondamental d'apprendre, d'apprécier et d'utiliser le langage de l'autre.

Nous pouvons tous parler les six langues ; c'est notre « niveau » de fluidité qui varie. Le langage du thérapeute devra être celui du client afin d'assurer la prise de contact et de s'assurer que le contenu de ses interactions avec lui sera entendu.

Ceci demande de choisir le langage perceptuel adapté et de le parler avec le client. L'immeuble de Personnalité du thérapeute déterminera son langage le plus fluide et ceux qu'il/elle devra apprendre à parler couramment. L'ordre séquentiel et la largeur des étages (leur quantité d'énergie) dans l'immeuble nous informent là-dessus.

Un thérapeute formé au PTM connaît sa propre Structure de Personnalité et saura utiliser ses différents étages avec ses clients seconde par seconde.

Entraînez-vous à parler des langages différents de celui de votre Perception de Base. Écoutez comment les autres Types de Personnalité expriment leur Perception.

Alors, vous saurez reconnaître depuis quel étage une personne parle, rien qu'en écoutant son langage perceptuel.

Si une personne décidait d'utiliser ses six étages pour raconter l'histoire de *Boucle d'Or et les Trois Ours*, cela pourrait donner ce qui suit[1] :

- **Premier étage, Travaillomane, Pensées factuelles :** « Il était une fois trois ours – une maman ourse, un papa ours et un petit ours. Je ne sais pas si le petit était un mâle ou une femelle et je pense que vous pouvez le décider vous-même car cela n'affecte en rien le cours de l'histoire. Il y avait aussi une petite fille qui s'appelait Boucle d'Or. Elle était sans doute

---

1. Comme nous sommes souvent « séduits » par le contenu, j'ai ici choisi une histoire familière et simple.

appelée ainsi à cause de la couleur de ses cheveux. Les faits que couvre son histoire la placent toute seule dans une forêt. Il faisait nuit. Mais la lune était pleine, ce qui signifie qu'elle pouvait quand même voir certaines choses. Et ce fut le cas. Elle aperçut une petite maison, à peu près cent cinquante mètres plus loin (ce qui correspond à la longueur d'un terrain de football). Comme elle était fatiguée, cela lui prit presque cinq minutes pour l'atteindre. Quand elle arriva devant la porte, elle frappa trois fois. Elle attendit en comptant jusqu'à dix. Personne ne répondit. Elle frappa de nouveau, recompta jusqu'à dix et toujours personne. »

- **Deuxième étage, Empathique, Émotions :** « Oh, quelle pauvre petite fille ! On en a gros sur le cœur à entendre son histoire. Si seule, si effrayée… On a presque envie de la prendre dans ses bras et de lui dire : "Tout ira bien, petite chérie." C'est si triste de savoir qu'il y a dans ce monde des enfants qui sont seuls et effrayés. Et ça fait chaud au cœur de se souvenir qu'il reste des gens bons qui sont là pour les recueillir et les traiter comme leurs propres enfants. »

- **Troisième étage, Persévérant, Opinions :** « À mon avis, nous ne devrions pas raconter à de jeunes enfants influençables des contes de fées incluant des messages aussi graves que celui délivré ici. Je crois que les histoires qui décrivent de la violence, des comportements délictueux, non éthiques ou immoraux, ne devraient pas être proposées aux enfants. Je ne comprends pas comment on peut considérer que l'histoire d'une sorcière faisant cuire des enfants dans son four puisse avoir une quelconque valeur pour des mineurs. Les parents devraient réfléchir avant de raconter en souriant l'histoire d'une jeune fille entrant illégalement dans une maison pour voler de la nourriture. »

- **Quatrième étage, Rebelle, Réactions :** « Wahou ! Cool, les lits ! Un super grand, un moyen grand et un juste à ma taille ! Hop ! Trampoline ! Oh là, j'ai une petite faim, moi ! Faut un truc à manger pour Boucle d'Or. Beurk, porridge, j'aime pas ! Mais qui habite ici ? Des ours ou quoi ?! »

- **Cinquième étage, Rêveur, Inactions :** Après un moment, Boucle d'Or se trouva très fatiguée. Elle repassa dans sa tête la journée vécue et imagina un lieu loin d'ici où elle serait en sécurité. En imagination, elle se projetait dans un pré, au soleil, cajolant un petit agneau, seule et paisible sur une colline tranquille. Bercée par ces visions de calme, elle se laissa emporter par le sommeil et s'endormit profondément. »

- **Sixième étage, Promoteur, Actions :** « Blam ! Trois ours passent la porte. "Sors de ma maison !" crie le plus gros. Surprise, Boucle d'Or saute sur ses pieds et se défend : "Calmez-vous, les ours ! Donnez-moi ma chance. Seule et affamée, l'opportunité s'est présentée à moi. Dites-moi ce que vous auriez fait ! Je rentre, je mange. Hé, dans le fond, vous m'avez sauvé la vie !" "Laisse-la rester", plaide la maman ourse. "Dis-lui de réparer mon lit qu'elle a cassé", pleurniche l'enfant ours. Fronçant les sourcils, le papa ours tend un balai à Boucle d'Or et dit : "Pas de nourriture à l'œil, ici, gamine. Nettoie le foutoir que tu as mis." »

Au quotidien, nous pouvons commencer par un des six langages et observer si nos interlocuteurs répondent et écoutent dans le même registre. S'ils n'y tiennent pas, la « langue » utilisée dans leur réponse nous indiquera leur Perception favorite. Les exemples qui suivent montrent un thérapeute restant dans sa propre Perception, ainsi que ce qu'il aurait pu dire en choisissant celle de son client.

| | |
|---|---|
| **Thérapeute :** | « Quelle option pensez-vous que... » [Pensées] |
| **Client A :** | « Je crois que je devrais... » [Opinions] |
| **Thérapeute (hors processus) :** | « Alors comment analysez-vous que... » [Pensées] |
| **Thérapeute (dans le processus) :** | « Alors selon vous, vous devriez... » [Opinions] |
| **Thérapeute :** | « Dites-moi ce que vous avez fait. » [Actions] |
| **Client B :** | « Je me sentais tellement... » [Émotions] |
| **Thérapeute (hors processus) :** | « Et alors... vous avez fait quoi ? » [Actions] |
| **Thérapeute (dans le processus) :** | « Vos ressentis sont précieux... » [Émotions] |
| **Thérapeute :** | « C'est bien, de partager vos ressentis... » [Émotions] |
| **Client C :** | « J'ai pensé que c'était illogique de sa part... » [Pensées] |
| **Thérapeute (hors processus) :** | « Et comment vous êtes-vous senti lorsque... » [Émotions] |

| | |
|---|---|
| **Thérapeute (dans le processus) :** | « Et qu'avez-vous pensé d'autre ? » [Pensées] |
| **Thérapeute :** | « À votre avis, avait-elle raison ? » [Opinions] |
| **Client D :** | « C'était naze, ce qu'elle a fait. » [Réactions] |
| **Thérapeute (hors processus) :** | « Pensez-vous que ce soit la responsabilité des parent de… » [Opinions] |
| **Thérapeute (dans le processus) :** | « Oh là, on dirait que ça ne vous a pas plu ! » [Réactions] |
| **Thérapeute :** | « Prenez un moment pour y réfléchir. » [Imagin'action] |
| **Client E :** | « Surtout, je vais sortir d'ici et aller me faire un peu d'argent, c'est ça dont j'ai besoin ! » [Actions] |
| **Thérapeute (hors processus) :** | « Imaginez un moment tranquille de votre journée et laissez-vous aller à… » [Inactions] |
| **Thérapeute (dans le processus) :** | « Racontez-moi comment vous allez faire ça. » [Actions] |
| **Thérapeute :** | « Quand j'étais gamin, j'avais horreur que les choses ne se passent pas comme je voulais ! [Réactions] |
| **Client F :** | « Tout ça n'est pas grave. J'ai tout un monde intérieur. » [Inactions] |
| **Thérapeute (hors processus) :** | « Wahou ! Ça a l'air génial ! Et vous êtes bien, là-dedans ? » [Réactions] |
| **Thérapeute (dans le processus) :** | « Imaginez que vous y êtes en ce moment et dites-moi comment c'est. » [Inactions] |

Chacun de ces thérapeutes commence par parler un langage perceptuel de Base, et a probablement choisi d'être formé à une discipline de thérapie ou par un superviseur qui correspondait à sa Perception et au cadre de référence de son Type de Personnalité de Base[1]. De plus, chacun de ces thérapeutes

---

1. Le chapitre 14 présente des thérapeutes célèbres, et comment leurs modèles sont des projections naturelles de leur propre Type de Personnalité de Base.

peut avoir une raison thérapeutique valable d'emmener le patient vers l'environnement Perceptuel qui est le leur. En PTM, nous soulignons l'importance de commencer par entrer en contact avec le patient par le biais des Perceptions, puis ensuite seulement de se concentrer sur le contenu, le modèle ou la technique.

# 3. Les Parties de Personnalité

Une autre composante majeure pour entrer en contact avec un client est le Canal. Un Canal est une transaction entre deux personnes. Toutes les deux sont en position de vie « OK » (« J'ai de la valeur, tu as de la valeur. ») depuis un des étages de leur immeuble.

Un Canal comprend l'offre d'une personne et la réponse d'une autre[1]. Chacune de ces offres et réponses sont observables sous la forme d'une Partie de Personnalité. Donc, pour comprendre les Canaux, nous devons d'abord identifier les Parties de Personnalité.

Le docteur Berne a démontré l'existence de ce qu'il appelait les États du Moi. Il les a définis comme « un système cohérent de pensées et d'émotions se manifestant par les schémas comportementaux associés[2] ».

Ces schémas comportementaux consistent en une série de cinq indicateurs comportementaux – les mots, le ton, les gestes, les postures et les expressions du visage. J'ai affiné la théorie AT en identifiant les parties positives et négatives des États du Moi (fonctionnels). En PTM, la terminologie des cinq parties positives que j'ai identifiées (les Parties de Personnalité, ou Parties) est : Protecteur, Directeur, Ordinateur, Réconforteur, Émoteur.

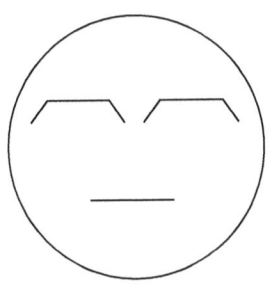

### •Le Protecteur

Pour activer la Partie Protecteur, donnez un ordre, à l'impératif, dirigé vers vos sens ou ceux d'une autre personne. Par exemple : « Respire profondément », « Calme-toi », « Écoute », « Regarde-moi », « Arrête-toi », etc. Ces instructions ne contiennent ni attaque, ni menace, ni colère.

---

1. Kahler, Taibi, *Manager en personne*, Interéditions, Paris, 1987.
2. Berne, Eric, *Des jeux et des hommes*, Stock, Paris, 1984.

- **Les mots :** Tout ordre dirigé vers les cinq sens (odorat, goût, vue, ouïe, toucher). Pas de menace, d'attaque ou de colère induites.
- **Le ton :** Ferme, protecteur, calme et bienveillant.
- **Les gestes :** Les mains et les bras en avant, comme pour soutenir les épaules d'un jeune enfant.
- **Les postures :** Relaxé et ancré.
- **Les expressions du visage :** Une expression non critique, ouverte. Un signe de tête bienveillant pour faire comprendre que c'est « OK » d'obéir à l'ordre émis. Un regard de soutien et de confiance.

## • Le Directeur

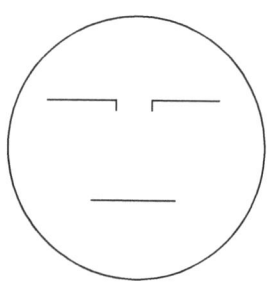

Pour activer la Partie Directeur, donnez un ordre à l'impératif, dirigé vers la partie pensante de votre inter-locuteur. Ces instructions ne contiennent ni attaque, ni menace, ni colère. Par exemple : « Dites-moi ce que vous comptez faire aujourd'hui », « Réponds-lui », « Imagine que tu sois assis sur cette chaise », « Raconte-moi ce que tu as vu », « Dis-lui ceci ». Tous ces impé-ratifs sont dirigés vers la partie pensante de l'interlocuteur.

- **Les mots :** « Dis-moi... », « Raconte... », « Fais... » N'importe quel impératif faisant appel à la pensée de l'autre.
- **Le ton :** Ferme, non critique, non menaçant.
- **Les gestes :** Pas ou peu de gestes.
- **Les postures :** Ancré.
- **Les expressions du visage :** Pas d'expression (pas de sourcil relevé ni d'expression dure).

## • L'Ordinateur

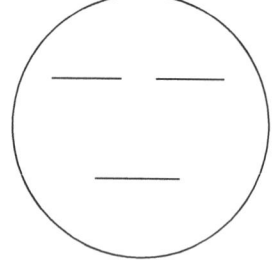

L'Ordinateur est la Partie qui demande ou donne des faits et des opinions à la personne. Aucune émotion n'est impliquée. Pas d'ordres, pas d'impératifs ou de directives. Seules des demandes sont formulées, par exemple des questions comme « Que veux-tu mettre en œuvre ? », « Quelles options vois-tu ? », « Et ensuite, que s'est-il passé ? »

- **Les mots :** « Qu'est-ce que… », « Quel… », « Qui… », « Comment… » Toute information ou question non critique, non émotionnelle.
- **Le ton :** Monocorde.
- **Les gestes :** Peu ou pas de gestes.
- **Les postures :** Stable, droit.
- **Les expressions du visage :** Pas d'expression.

### • Le Réconforteur

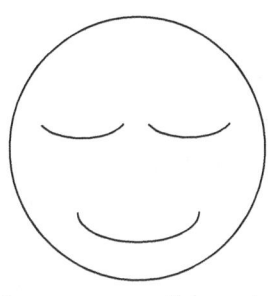

Pour énergiser votre Réconforteur, développez les qualités chaleureuses, nourricières, parentales, s'adressant aux ressentis de la Partie enfant (État du Moi Enfant) de votre interlocuteur, plutôt que sa Partie pensante. Par exemple : « Je t'apprécie beaucoup », « Je comprends ce que tu ressens et c'est OK de partager tes sentiments », « Je tiens à toi », « Tu es une personne chaleureuse, sensible et je suis heureux que tu sois là ».

L'objectif du Réconforteur n'est pas de recueillir de l'information, mais bien d'inviter l'autre à se sentir bien et « nourri ». Les gens qui ont besoin que l'on reconnaisse leurs ressentis répondent bien à l'offre du Réconforteur.

- **Les mots :** « Je t'apprécie », « Tu es quelqu'un d'important », « Je suis heureux que tu sois là », etc.
- **Le ton :** Doux, agréable, plaisant, bienveillant, chaleureux.
- **Les gestes :** Les paumes vers le haut.
- **Les postures :** Relâché, ouvert, vers l'avant et vers autrui.
- **Les expressions du visage :** Bienveillant, chaleureux, doux, souriant, agréable.

### • L'Émoteur

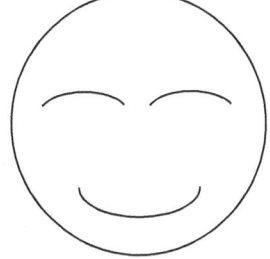

L'Émoteur est la Partie qui ressent les émotions « OK ». Ce n'est pas une partie revancharde, blessée, blessante ou ironique, mais bien la partie spontanée. Par exemple : « Bob, ta cravate est géniale ! »

La Partie Émoteur exprime sans retenir. Cette Partie est la partie joueuse et/ou celle qui partage les émotions authentiques. Il ne s'agit jamais de moquerie. Depuis notre partie Émoteur, nous rions, mais pas des autres ou de nous-mêmes (dérision).

- **Les mots :** « Wahou ! C'est génial, ce que tu fais », « Fabuleux », « J'aime…. », « T'es super ! »
- **Le ton :** Enjoué, énergique, enthousiaste, joueur (grande palette de tons).
- **Les gestes :** Animés, vivants.
- **Les postures :** Relax, ouvert, fluide, flexible, libre, souple.
- **Les expressions du visage :** Spontané, souriant, enfantin, vivant, « naturel ».

L'Émoteur exprime également les émotions désagréables et authentiques. Par exemple, le chagrin qui fait suite à une perte. La colère authentique, ni attaquante, ni blâmante, est elle aussi exprimée au travers de notre Partie Émoteur.

Pour utiliser une Partie de Personnalité, nous devons activer les indicateurs comportementaux associés. Plus nous en activons, plus efficace sera notre message. Ce que nous constatons comme règle générale, c'est qu'au moins trois indicateurs sur cinq doivent être utilisés pour activer efficacement une Partie de Personnalité.

Exactement comme chaque Type de Personnalité a son propre langage perceptuel (les Perceptions) il a également une Partie de Personnalité spécifique pour communiquer.

### Tableau 2 – Les Types et les Parties de Personnalité

| Type | Points forts | Perception | Partie |
|---|---|---|---|
| Travaillomane | Responsable, logique, organisé | Pensées factuelles | Ordinateur |
| Empathique | Compatissant, sensible, chaleureux | Émotions | Réconforteur |
| Persévérant | Dévoué, observateur, consciencieux | Opinions | Ordinateur |
| Rebelle | Spontané, créatif, ludique | Réactions | Émoteur |
| Promoteur | Adaptable, plein de ressources, charmeur | Actions | Directeur |
| Rêveur | Calme, imaginatif, introspectif | In-action ou Imagin'action | Ordinateur |

Pour accéder et utiliser l'une de ces Parties, nous devons nous déplacer en nous-mêmes à l'étage qui l'« héberge », de la même manière que nous le ferions pour expérimenter le monde au travers d'une Perception différente de celle de notre Base. Et tout comme nous savons mesurer l'énergie disponible à chaque étage pour les Perceptions, nous savons mesurer l'énergie disponible pour les quatre Parties de Personnalité autres que le Protecteur.

Remarquez dans le tableau qui précède que l'Ordinateur est la Partie utilisée par trois Types de Personnalité : Travaillomane, Persévérant et Rêveur. Ils l'utilisent toutefois de manière différente. Le Travaillomane utilise l'Ordinateur pour obtenir, organiser et donner de l'information ou des opinions. Le Persévérant utilise l'Ordinateur pour soutenir et offrir des valeurs. Le Rêveur utilise l'Ordinateur pour être imaginatif et introspectif. Un thérapeute formé au PTM peut profiter de sa connaissance des Types de Personnalité pour découvrir quelle Partie son patient montre le plus. Et en pratiquant cette observation, le thérapeute récoltera des informations précieuses sur la Structure de Personnalité de son patient.

# 4. Les Canaux

Pour que les gens communiquent de manière efficace, ils doivent utiliser l'un des cinq Canaux de communication. Comme une radio ondes courtes ou un talkie-walkie demandent que le récepteur et l'émetteur soient sur la même longueur d'onde pour entendre et être entendu, il en va de même pour la communication entre deux êtres humains. Ils devront toujours être sur le même Canal pour que leurs informations soient échangées clairement.

En PTM, nous édictons une règle de la communication. Cette règle est : « La communication aura lieu si l'offre et l'acceptation de l'offre de communication se font sur le même Canal[1]. »

Que signifient « offre » et « acceptation de l'offre » dans ce contexte ? Il s'agit de l'activation des Parties de Personnalité qui sont associées à un Canal donné. « L'offre » est l'activation de la Partie qui initie le contact dans une interaction. « L'acceptation » signifie que la réponse est immédiate et positive, par l'activation de la Partie de Personnalité invitée à répondre dans le Canal offert.

À partir de ces lignes, quand nous dirons « communiquer », nous voudrons dire que la règle de la communication a été respectée.

---

1. Kahler, Taibi, *Managing with the Process Communication Model*, Kahler Communications, Inc. Little Rock, 1982.

Il existe cinq Parties de Personnalité, et chacune initie l'un des cinq Canaux identifiés. La Partie « répondant » (ou acceptant l'offre) n'est pas toujours celle qui initie le contact. Puisque chaque Partie a été identifiée avec ses mots, tons, gestes, postures et expressions du visage exclusifs, il nous est possible, interaction par interaction, de déterminer si (et quand) deux interlocuteurs (patient et thérapeute, client et vendeur, coach et coaché…) sont en communication ou sont en « mécommunication ».

Si la Partie de Personnalité d'un Canal donné est offerte par le thérapeute et que le patient répond en montrant la Partie associée à ce Canal, alors il y a communication. Toute autre forme de réponse indique un niveau de mécommunication, et bien souvent un début de stress.

Les cinq Canaux s'appellent Interruptif, Directif, Interrogatif, Nourricier, et Ludique.

### • Le Canal Interruptif

Ce Canal « interrompt » un des trois degrés de mécommunication évoqués plus loin dans cet ouvrage. L'offre vient de la Partie Protecteur, avec ses directives, impératifs et ordres visant les sens d'une autre personne ou de soi-même. L'acceptation se fait depuis la Partie Sens (Sensorielle) de l'autre personne, cette partie de nous qui fait l'expérience des cinq sens. La réponse de la Partie Sens est non verbale.

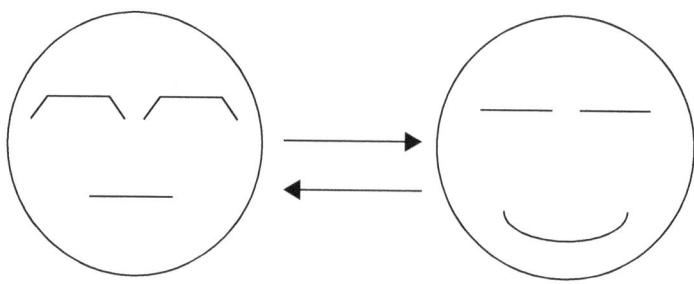

| Protecteur | Sens |
|---|---|
| « Calme-toi. » | [Se calme] |
| « Regarde-moi. » | [Regarde le thérapeute] |

## • Le Canal Directif

Le Canal Directif offre la Partie Directeur et invite une acceptation depuis la Partie Ordinateur.

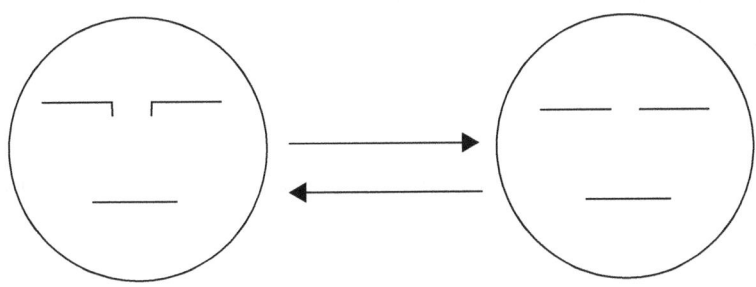

**Directeur**

> « Parlez-moi de vos rythmes de sommeil. »
> « Dites-m'en plus. »
> « Choisissez un thème fort. »
> « Parlez-moi de la première fois où vous vous êtes senti responsable. »
> « Allez-y. Vous avez dix ans. Dites-moi ce qui se passe. »

**Ordinateur**

> « Je ne m'endors qu'au petit matin. »
> « Je pense sans arrêt à ce qu'il me reste à faire. »
> « Je suis responsable. »
> « J'avais dix ans. »

« J'ai dix ans. Maman est malade. Papa est mort depuis deux ans et nous n'avons pas d'argent. »

Pour activer la Partie Directeur, on donne un ordre, une directive à l'impératif à une autre personne, dirigeant cette commande vers l'Ordinateur (la Partie pensante de l'autre).

Cette Partie Directeur n'assume pas dans ce Canal une position de supériorité. Au lieu de ça, elle indique à l'autre quoi faire et l'invite à utiliser son intelligence pour le faire. Dans le Canal Directif, une personne offre un ordre, un impératif et l'autre personne accepte cette offre aussi rapidement et simplement qu'un ordinateur le ferait. La réponse se fait soit oralement par une réponse, soit non verbalement en exécutant l'action demandée sans ressentir une quelconque domination.

Notez que dans ce Canal, la directive pourrait être d'exécuter une tâche telle que « Achète le journal, s'il te plaît », et la réponse serait simplement de faire ce qui est demandé.

### ● Le Canal Interrogatif

Le Canal Interrogatif induit un échange de pensées ou d'opinions d'Ordinateur à Ordinateur.

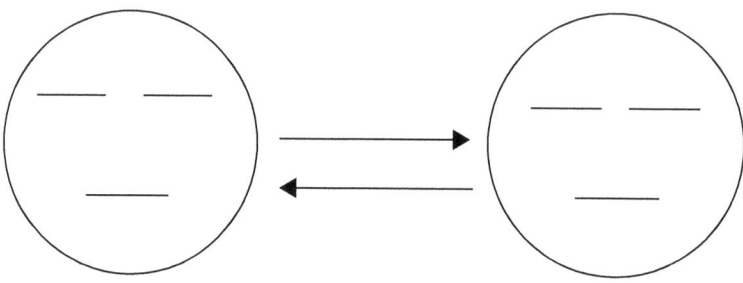

**Ordinateur**

> « Quels sont vos rythmes de sommeil ? »
> « Pourquoi ? »
> « Pourquoi est-ce si important ? »
> « Vous rappelez-vous de la première fois où vous vous êtes senti responsable ? »
> « Voulez-vous imaginer que vous avez dix ans et pouvez-vous me dire ce qui se passe, comme si j'étais là avec vous dans la pièce ? »

**Ordinateur**

> « Je ne m'endors qu'au petit matin. »
> « Je pense sans arrêt à ce qu'il me reste à faire. »
> « Je suis responsable. »
> « Oui, j'avais dix ans. »
> « J'ai dix ans. Maman est malade. Papa est mort depuis deux ans et nous n'avons pas d'argent. »

Le Canal Interrogatif consiste en un échange d'informations clair et rapide. Si l'émotion est évoquée, elle l'est de manière informative. Les questions reçoivent une réponse directe, comme deux ordinateurs connectés ensemble échangent des données.

### • Le Canal Nourricier

Le Canal Nourricier fait une offre depuis notre Partie Réconforteur – le parent chaleureux, attentionné et compatissant. La Partie répondante dans ce Canal est l'Émoteur – la partie exprimant librement les émotions authentiques positives.

Le Canal Nourricier n'a pas pour objet d'échanger des idées ou des informations, mais plutôt d'inviter quelqu'un d'autre à se sentir soutenu.

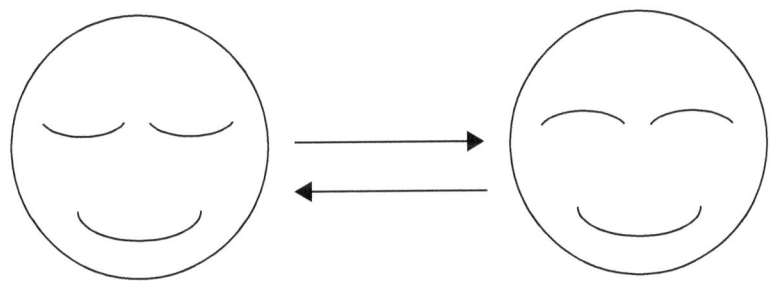

**Réconforteur**

« Jacques, je suis content que vous partagiez avec moi vos ressentis. »
« Marie, c'est OK de partager vos émotions. »
« Merci d'être qui tu es. »

**Émoteur**

« Merci, je suis touché. »
« Merci. »
« Wow ! »

## • Le Canal Ludique

Le Canal Ludique est comme deux enfants qui jouent ensemble.

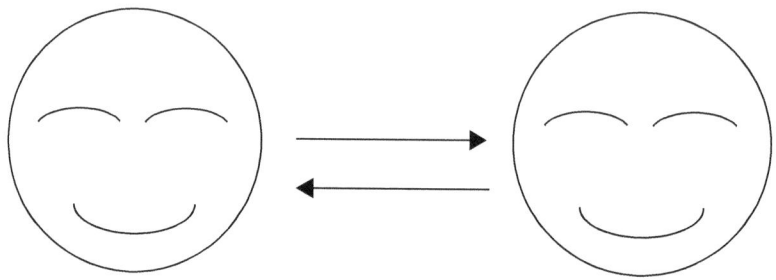

### Émoteur

« T'es trop beau, toi ! »

« J'aime travailler avec toi. »

« Whaou, c'est chaud ! »

« Je te le refais en bleu, tu vas adorer. »

### Émoteur

« Et en plus j'suis beau. »

« J'aime aussi. »

« Tu l'as dis ! »

« En vert, je suis pas fâché non plus. »

Ce Canal de communication est un échange énergétique depuis les Parties joueuses de chaque interlocuteur. Cette manière ludique, non moqueuse, d'échanger aide les gens à augmenter leur énergie positive et à les stimuler. Cela crée une ambiance bon enfant, non menaçante et agréable entre les gens.

Quand nous déplaçons notre énergie vers un étage donné de notre immeuble de Personnalité, nous avons accès à tous les comportements associés à cet étage. Donc, lorsque nous avons besoin des Points forts comme spontané, créatif et ludique, alors nous devons nous déplacer vers l'étage du Type Rebelle. Quand nous souhaitons ou avons besoin d'utiliser la Perception Émotions, alors nous devons nous déplacer vers l'étage du Type Empathique. Quand nous souhaitons ou avons besoin d'activer la Partie Directeur, alors nous devons nous déplacer vers l'étage du Type Promoteur. Lorsque nous souhaitons ou avons besoin d'utiliser le Canal Interrogatif, alors nous devons nous déplacer vers l'étage du Type Travaillomane ou du Type Persévérant…

**Tableau 3 – À chaque Type de Personnalité un Canal préférentiel[1]**

| Étage | Canal | Partie vers Partie |
|---|---|---|
| Travaillomane | Interrogatif | Ordinateur vers Ordinateur |
| Empathique | Nourricier | Réconforteur vers Émoteur |
| Persévérant | Interrogatif | Ordinateur vers Ordinateur |
| Rebelle | Ludique | Émoteur vers Émoteur |
| Promoteur | Directif | Directeur vers Ordinateur |
| Rêveur (réception) | Directif | Directeur vers Ordinateur |

Remarquez que le Type Rêveur utilise la Partie Ordinateur pour recevoir le Canal Directif. Cependant, à la différence des cinq autres Types de Personnalité, il n'y a pas de Canal initié depuis l'étage du Type Rêveur. Au lieu de cela, une Personne avec une Base Type Rêveur utilisera un autre étage de son immeuble pour initier le contact.

Si l'immeuble d'un patient présente une Base de Type Rêveur et un sixième étage avec le Type Travaillomane, alors le thérapeute utilisera aussi souvent que possible le Canal Directif et le moins possible les Canaux Interrogatif et Nourricier, surtout si le PTMP indique des scores de moins de 20 pour ces deux Canaux.

# 5. Canaux et Perceptions

Entrer en contact avec un interlocuteur sera d'autant plus efficace si l'on combine son Canal et sa Perception favoris, à savoir ceux associés à son Type de Personnalité de Base.

---

1. Tableau issu des données statistiques de la recherche de 1972.

## • Promoteur

L'étage du Type Promoteur héberge le Canal Directif et la Perception Actions.

### Canal Directif

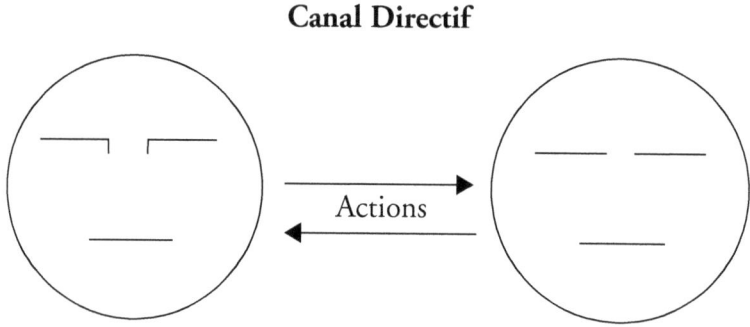

Actions

**Directeur**

« Dis-lui ce que tu vas faire. »
« Dis à chacun ici ce que tu feras quand tu recevras un compliment. »

**Ordinateur**

« Je vais t'emmener danser tous les samedis soir. »
« Quand je recevrai un compliment, je dirai merci. »

## • Travaillomane

L'étage du Type Travaillomane héberge le Canal Interrogatif et la Perception Pensées factuelles.

### Canal Interrogatif

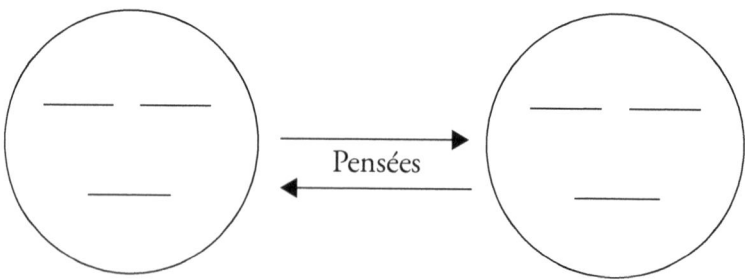

Pensées

**Ordinateur**

« Qu'en penses-tu ? »
« Combien d'heures par semaine gardes-tu pour te faire plaisir ? »

**Ordinateur**

« Je pense que c'est logique. »

« Deux. »

### • Persévérant

L'étage du Type Persévérant héberge le Canal Interrogatif et la Perception Opinions.

**Canal Interrogatif**

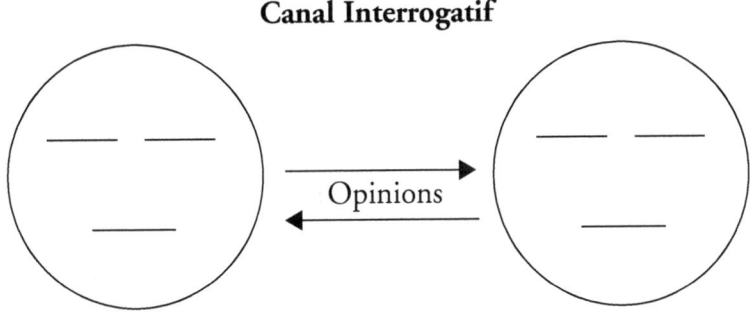

Opinions

**Ordinateur**

« Quel est ton avis là-dessus ? »

« Quand pensez-vous que nous devrions reprendre nos séances ? »

**Ordinateur**

« Je crois que ça vaut le coup. »

« Je crois que je devrais revenir les mercredis. »

### • Empathique

L'étage du Type Empathique héberge le Canal Nourricier et la Perception Émotions.

**Canal Nourricier**

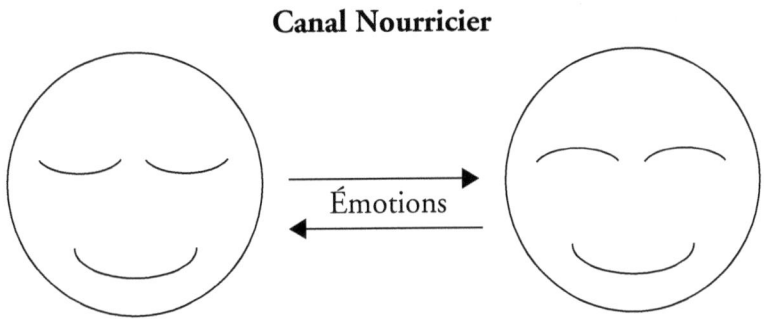

Émotions

### Réconforteur

« C'est OK de nous dire ce que tu ressens. »
« Merci de partager ça avec le groupe. »

### Émoteur

« Je me sens si triste. »
« Merci à vous. Je me sens mieux. »

## • Rebelle

L'étage du Type Rebelle héberge le Canal Ludique et la Perception Réactions.

### Canal Ludique

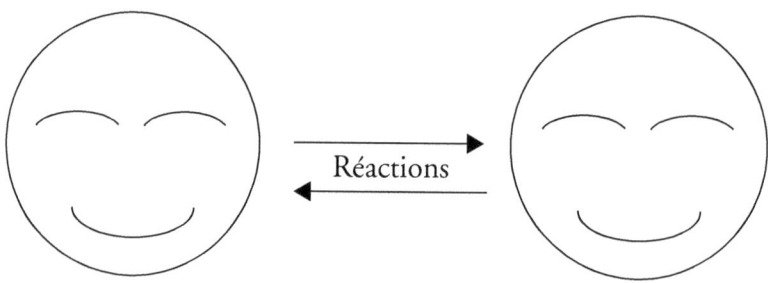

### Émoteur

« J'aime bien me marrer. »
« Sigmund, beau lapsus ! »

### Émoteur

« Vous allez adorer mon histoire. »
« Je déteste quand je me prends la langue dans le tapis. »

## • Rêveur

Le Type Rêveur répond au Canal Directif, mais doit se déplacer vers un autre étage pour initier le contact.

**Canal Directif**

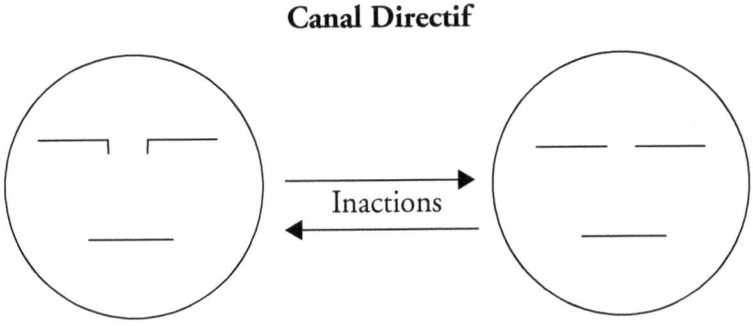

Inactions

**Directeur**

« Imaginez le visage de votre père avec un sourire et non un rictus. »
« Projetez-vous dans un lieu et à un moment où vous êtes au calme et bien. »

**Ordinateur**

« Je le vois. »
« J'y suis. »

Le tableau suivant identifie le Type de Personnalité avec le Canal et la Perception qui y sont hébergés.

**Tableau 4 – Chaque étage de Type de Personnalité héberge un Canal et une Perception**

| Étage | Canal | Perception |
|---|---|---|
| Empathique | Nourricier | Émotions |
| Rebelle | Ludique | Réactions « j'aime / j'aime pas » |
| Promoteur | Directif | Actions |
| Rêveur (réception) | Directif | In-actions Imagin'actions |
| Travaillomane | Interrogatif | Pensées |
| Persévérant | Interrogatif | Opinions |

Si l'immeuble d'un patient présente une Base de Type Persévérant et un sixième étage avec le Type Empathique, alors le thérapeute utilisera aussi souvent que possible le Canal Interrogatif avec la Perception Opinions et Pensées factuelles et le moins possible le Canal Nourricier et la Perception Émotions, surtout si le PTMP indique des scores de moins de 20 pour ces deux Canaux.

Si le score de l'étage Rebelle est également bas, alors le thérapeute aura intérêt à éviter l'humour ou la familiarité.

L'immeuble qui suit indique au thérapeute qu'il aura à créer le contact avec son patient en posant des questions visant des faits précis. Il devra utiliser le Canal Interrogatif et les Pensées factuelles.

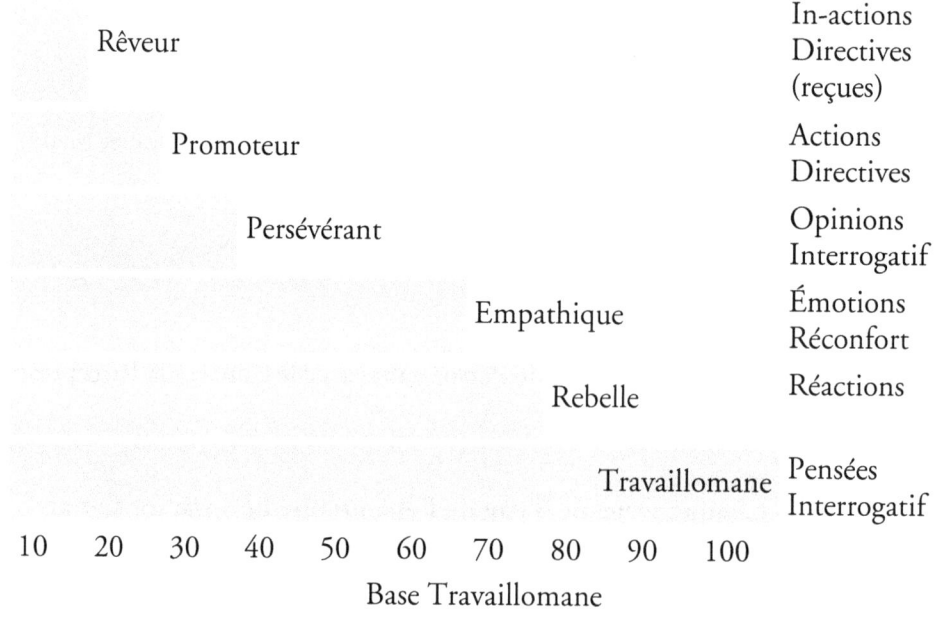

| | | | | | | | | | | |
|---|---|---|---|---|---|---|---|---|---|---|
| Rêveur | | | | | | | | | | In-actions / Directives (reçues) |
| | Promoteur | | | | | | | | | Actions / Directives |
| | | Persévérant | | | | | | | | Opinions / Interrogatif |
| | | | | Empathique | | | | | | Émotions / Réconfort |
| | | | | | Rebelle | | | | | Réactions |
| | | | | | | | Travaillomane | | | Pensées / Interrogatif |
| 10 | 20 | 30 | 40 | 50 | 60 | 70 | 80 | 90 | 100 | |

Base Travaillomane

Les étages du Type Rebelle, Type Empathique et Type Persévérant sont également « ouverts », car les scores de ces Types de Personnalité dépassent 40. L'utilisation du Canal Directif visant l'Introspection ou les Actions s'avérera avec ce patient probablement improductif voire contre-productif.

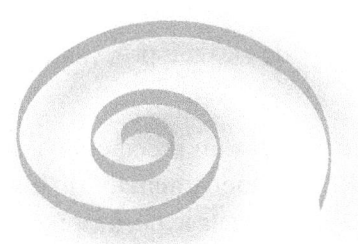

# Chapitre 3

# Les Drivers : le premier degré de stress

À la fin des années soixante, j'ai découvert une séquence de stress qui était observable *via* les indicateurs comportementaux. Cette séquence débutait par les Drivers, des comportements de défense d'une durée de quelques secondes. La recherche qui s'ensuivit aboutit à l'identification d'un seul Driver par Type de Personnalité. Je décris parfois les Drivers comme la porte d'entrée vers le stress.

## 1. « Je n'en peux plus de cet étage ! C'est grave, docteur ? »

Comme nous l'avons vu, chaque personne a une structure constituée des six Types de Personnalité. Le plus fort d'entre eux est à la Base de la structure, et les autres s'empilent au-dessus par ordre d'intensité. L'intensité d'un Type dans la Structure induit la quantité d'énergie dont la personne dispose pour faire l'expérience du monde depuis cet étage. Par conséquent, lorsqu'un client est invité à déplacer son énergie vers un étage donné, soit par une offre de Canal, soit par un langage perceptuel, il s'y trouve une quantité préétablie d'énergie disponible pour y communiquer, au-delà de laquelle le client cesse d'être en énergie positive. C'est pourquoi le thérapeute sera bien avisé de prendre contact avec son client dans son étage de Base. Lorsque le thérapeute ne surveille pas le processus, il va la plupart du temps projeter son propre Canal et sa propre Perception sur le patient, ce qui va rendre la prise de contact thérapeutique plus difficile.

Chaque Type de Personnalité possède une porte « dérobée » qui l'entraîne vers le stress. Cette porte dérobée s'appelle un Driver. Un Driver fonctionne comme un mécanisme de défense qui indique que la personne est en train de faire l'expérience de la « montée » du stress. Un Driver ne dure que quelques secondes. Il n'est pas associé à une émotion ou un ressenti. Il reflète cependant une position de vie de type « valeur si... » Le Driver est le premier des trois degrés observables de stress.

Pour un thérapeute, l'intérêt d'identifier et de comprendre les Drivers est simple et fondamental : quand un thérapeute utilise un Canal ou une Perception dans lesquels le client a peu d'énergie, alors le client va montrer le Driver correspondant au Type de Personnalité de sa Base. Ainsi les comportements Drivers sont-ils très utiles au thérapeute :

- il sait s'il est en train d'utiliser le bon processus (Canal et Perception) pour entrer en contact avec son client ;
- il sait quel Canal et quelle Perception utiliser à chaque étape de son entretien.

Le Driver fonctionne comme un « clignotant » de la Base qui signale au thérapeute qu'il faut changer de Canal et de Perception. De même, il lui rappelle d'utiliser le Canal et la Perception de la Base du client.

L'apparition d'un Driver dans une interaction est le signal du début de la mécommunication. Dès que nous apercevons le Driver d'un interlocuteur, nous avons une inclination naturelle à répondre avec notre propre Driver. Ceci peut conduire à l'aggravation de la mécommunication, à la perte de la pensée claire pour les deux interlocuteurs, et au lancement de la séquence de stress pour l'un ou l'autre.

# 2. Le Driver du Type Travaillomane : « Je dois être parfait »

Le Driver « Sois Parfait (pour l'autre) » du premier degré de stress du Type Travaillomane est le reflet d'une position de vie « Je dois être parfait pour avoir de la valeur, tu as de la valeur[1] ».

| Mots | Qualifications qui ne sont pas nécessaires : « pour moi », « personnellement » « effectivement » |
|---|---|
| Ton | Mesuré |
| Gestes | Ponctués avec le doigt |
| Postures | Rigide, robotique |
| Expression du visage | Tendue |

---

1. Kahler, Taibi, *Process Therapy in Brief*, Human Development Publications, Little Rock, 1979.

Bien que les cinq indicateurs de comportements puissent permettre de confirmer l'expression d'un Driver, le plus simple moyen pour reconnaître ce Driver est de repérer lorsqu'une personne fait de la surqualification, par exemple en disant : « Je ne suis pas exactement sûr de ce que vous voulez dire. » Hors du stress, cette même proposition serait exprimée depuis l'Ordinateur : « Que voulez-vous dire ? »

De même avec la phrase « Lorsque vous dites "ressentir", je ne sais pas si vous voulez en fait parler d'un état émotionnel, psychologique ou physique ? » Hors stress, ceci serait plutôt exprimé par l'Ordinateur : « Qu'entendez-vous par ressentir ? »

Ou encore « Juste maintenant, à ce moment précis, je ressens à l'intérieur de moi quelque chose qui s'approche… enfin, je veux dire qui ressemble… à de la tristesse. » Hors stress, ceci serait exprimé par l'Émoteur : « Je suis triste. »

Donc, lorsqu'un thérapeute offre un Canal ou une Perception visant un étage de Personnalité rarement visité par un client de Base Travaillomane, le client va probablement répondre avec un Driver Sois Parfait (pour l'autre).

Observez l'immeuble de Personnalité du client suivant :

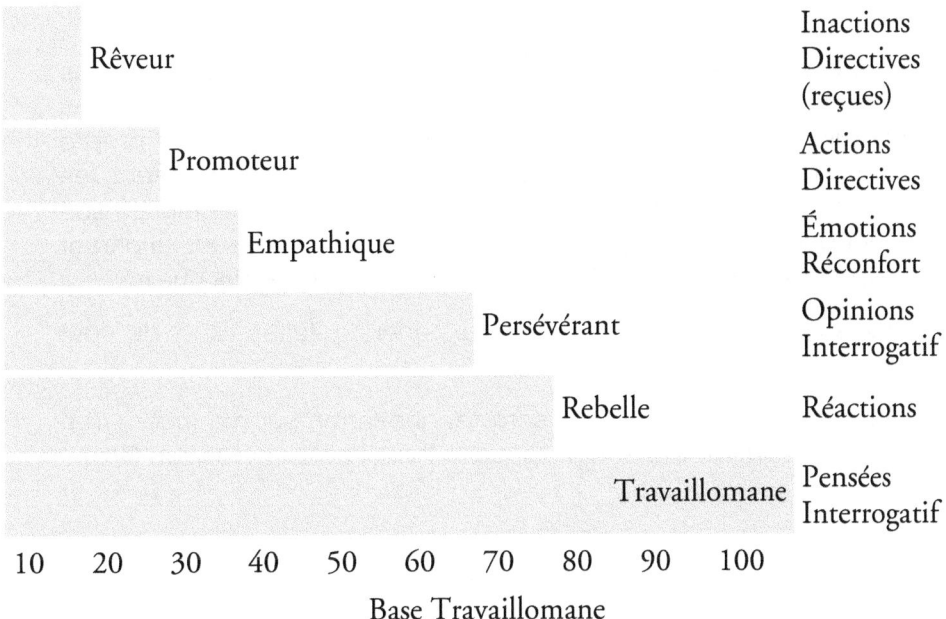

| | |
|---|---|
| Rêveur | Inactions Directives (reçues) |
| Promoteur | Actions Directives |
| Empathique | Émotions Réconfort |
| Persévérant | Opinions Interrogatif |
| Rebelle | Réactions |
| Travaillomane | Pensées Interrogatif |

10   20   30   40   50   60   70   80   90   100

Base Travaillomane

Si le thérapeute donne de nombreuses directives (Canal Directif) ou insiste pour obtenir de ce client de Base Travaillomane qu'il exprime des émotions, ce client va probablement offrir un Driver Sois Parfait, parce qu'il est à cours d'énergie lorsqu'il essaie d'utiliser les trois étages les plus faibles de sa structure. Encore une fois, ceci est une défense naturelle du client.

Le client veut en fait dire à son thérapeute : « La manière dont vous essayez de m'aider serait peut-être la bonne pour vous, ou bien c'est celle qu'on vous a appris pour traiter vos clients, mais cette manière ne convient pas à ma structure. Mon Driver Sois Parfait vous indique que vous pouvez entrer en contact avec moi si vous utilisez d'abord les pensées et la logique et que vous me posez des questions au lieu de me donner des ordres. »

**Thérapeute :** « Bon, dites-moi comment vous vous sentez par rapport à ça.

**Le client (Sois Parfait) :** Je ne suis pas certain de ce que vous entendez par "me sentir".

**Thérapeute :** Dites ce que vous ressentez en ce moment.

**Le client (Sois Parfait) :** Ici, là, maintenant, je ne suis pas sûr à 100 %. »

Un thérapeute qui observe les processus plutôt que les contenus sera alors alerté de la présence d'un Driver Sois Parfait du Type Travaillomane. Ce thérapeute se déplacera alors vers son propre étage Travaillomane et utilisera un Canal Interrogatif visant les Pensées. Le thérapeute se déplace de son étage vers celui de son client pour l'inviter à sortir du premier degré de stress en lui offrant ce qui lui est le plus familier dans sa Structure de Personnalité.

**Process thérapeute :** « Quelle expérience faites-vous de tout cela ?

**Client :** J'ai la gorge qui se serre et une larme sur ma joue. » (Le client est sorti du Driver et il est dans l'immeuble en position OK.)

# 3. Le Driver du Type Persévérant :
# « Tu dois être parfait »

Le Driver[1] du Type Persévérant « Sois Parfait (pour moi) » est le reflet d'une position de vie « J'ai de la valeur, tu as de la valeur tant que tu es parfait[2] ».

| Mots | Ton | Gestes | Postures | Expressions du visage |
|------|-----|--------|----------|----------------------|
| De grands mots lorsque des petits suffiraient | Précis | Calculés | Rigide, droit, distant | Condescendante, regard perçant |
| Surqualification, trop de détails, sur-questionnement | | | | |

La manière la plus simple de reconnaître ce Driver est de repérer lorsqu'une personne pose une question sur-qualifiante, par exemple « Que voulez-vous dire exactement ? » Hors stress, la même question serait exprimée par l'Ordinateur : « Que voulez-vous dire ? » Notez que ceci est différent du Driver Sois Parfait (pour l'autre) du Type Travaillomane, qui offre une affirmation sur-qualifiante.

Autre exemple : « Quand arriveras-tu précisément ? » Hors stress, ceci serait exprimé par l'Ordinateur : « Quand arriveras-tu ? »

Ou encore : « Ici, maintenant, à ce moment très précis, que ressentez-vous à l'intérieur de vous-même ? » Hors stress, ceci serait simplement exprimé par l'Ordinateur : « Que ressentez-vous ? »

Donc, lorsqu'un thérapeute offre une Perception ou un Canal visant un Type de Personnalité rarement visité par une personne de Base Persévérant, le client va probablement répondre avec un Driver Sois Parfait (pour moi).

---

1. Ce Driver se décrit souvent « Sois parfait P », qui indique une position Parent OK.
2. Kahler, Taibi, *Process Therapy in Brief*, Human Development Publications, Little Rock, 1979.

Observez l'immeuble de Personnalité du client suivant :

| | | | | |
|---|---|---|---|---|
| Empathique | | | | Émotions Réconfort |
| | Promoteur | | | Actions Directives |
| | Rêveur | | | Inactions Directives (reçues) |
| | | Travaillomane | | Pensées Interrogatif |
| | | Rebelle | | Réactions |
| | | | Persévérant | Opinions Interrogatif |

10   20   30   40   50   60   70   80   90   100

Base Persévérant

Que se passerait-il si un thérapeute de Base Empathique restait sur son Canal Nourricier et utilisait un langage perceptuel des Émotions ?

**Thérapeute :** « Je souhaite que vous vous sentiez totalement à l'aise avec moi. Je suis très attaché au bien-être de mes clients et j'accepterai de manière inconditionnelle ce que vous me dites et qui vous êtes. C'est OK de partager ce que vous ressentez avec moi et de vous ouvrir.

**Client (Sois Parfait P) :** Qu'est-ce que vous entendez exactement par "s'ouvrir à vous" ?

**Thérapeute :** C'est OK de dire ce que vous ressentez.

**Client (Sois Parfait P) :** Et que se passe-t-il si je ne sais pas précisément ce que je ressens ?

**Thérapeute :** C'est OK aussi, soyez vous-même.

**Client (Sois Parfait P) :** Est-ce que vous vous rendez compte que "être soi-même", bien que vous vous targuiez d'une attitude positive, a une connotation négative et dénigrante ? »

Il est clair, ici, que le thérapeute et le client ne sont pas en contact. Il serait intéressant d'entendre ce que le thérapeute a ressenti et que nous lui demandions pourquoi ça c'est passé comme ça...

Un Process thérapeute aurait reconnu que le « Qu'est-ce que vous entendez exactement par "s'ouvrir à vous" » était un Sois Parfait (pour moi). Et il aurait réalisé que la prochaine intervention devait viser l'étage du Type Persévérant avec une Perception Opinions et un Canal Interrogatif, par exemple :

**Thérapeute :** « Ah, je crois moi aussi que c'est important de définir les termes. À mon avis, "s'ouvrir" veut dire "avoir confiance" et je crois que la confiance est quelque chose qui doit être gagné. Donc, nous avons besoin de gagner la confiance l'un de l'autre. La confiance doit être basée sur des éléments fiables. La fiabilité consiste à passer des accords et à les tenir. Je souhaite passer un contrat avec vous, et le tenir. Si vous pensez que cela sera efficace pour nous, alors, à votre avis, sur quoi devons-nous nous mettre d'accord ? »

# 4. Le Driver du Type Empathique : « Je dois faire plaisir »

Le Driver Fais Plaisir du Type Empathique est le reflet d'une position de vie comportementale « J'ai de la valeur tant que je te fais plaisir, tu as de la valeur[1] ».

| Mots | Ton | Gestes | Postures | Expressions du visage |
|------|-----|--------|----------|-----------------------|
| « Peut-être que », « Un petit peu », « Tu sais » | Plaintif, inquiet, montant en fin de phrases | Menton rentré et acquiesce-ments inappropriés | Épaules rentrées, soumis | Sourcils relevés, effacés, regards vers le haut |

---

1. Kahler, Taibi, *Process Therapy in Brief*, Human Development Publications, Little Rock, 1979.

Le moyen le plus simple de reconnaître ce Driver est lorsqu'une personne se sur-adapte souvent avec une voix montante et des sourcils relevés. Par exemple « Peut-être que tu pourrais me redire ça ? » Sans stress, ceci pourrait être exprimé depuis l'Ordinateur : « Peux-tu me redire ça ? »

Quand un thérapeute ne parle pas assez le langage perceptuel de l'Émotion ou n'offre pas suffisamment le Canal Nourricier mais offre à la place des Perceptions ou des Canaux d'étages plus rarement visités par le client ou le patient de Type Empathique, alors le résultat est un Driver Fais Plaisir.

Considérons la Structure de Personnalité d'un client ou d'un patient de Base Empathique.

| | | |
|---|---|---|
| Persévérant | | Opinions Interrogatif |
| Promoteur | | Actions Directives |
| Rêveur | | Inactions Directives (reçues) |
| | Travaillomane | Pensées Interrogatif |
| | Rebelle | Réactions |
| | Empathique | Émotions Réconfort |

10   20   30   40   50   60   70   80   90   100

Base Empathique

Disons que le thérapeute a une Base Persévérant et un étage Empathique qu'il visite rarement. Ce thérapeute offrira donc des Opinions (qui constituent sa plus forte Perception) et utilisera le Canal Interrogatif. Les valeurs et les croyances seront pour lui un cadre de référence thérapeutique naturel.

**Thérapeute :** « À votre avis, sur quoi devrions-nous travailler ensemble aujourd'hui ?

**Client (Fais Plaisir) :** Peut-être que vous pourriez me le dire vous-même.

**Thérapeute :** Je crois que c'est important pour vous de faire la distinction entre des opinions rationnelles et irrationnelles lorsqu'il s'agit de votre vie. Vous m'avez dit que votre voisin vous espionnait. Pourquoi croyez-vous cela ?

**Client (Fais Plaisir) :** Vous voulez dire celui qui habite juste à côté de chez moi ?

**Thérapeute :** Est-ce que vous croyez que quelqu'un vous espionne ?

**Client (Fais Plaisir) :** Vous voulez dire Jean ? »

Les réponses du client, avec une tonalité montante, sont le signe du Driver Fais Plaisir. Ce ne sont pas des questions dans le Canal Interrogatif. Ce client n'a pas suffisamment d'énergie pour se déplacer à l'étage Persévérant et pour répondre à des Opinions dans le Canal Interrogatif.

Rappelez-vous ce thérapeute de Base Empathique qui ne parvenait pas à rentrer en contact avec son client de Base Persévérant. Ce thérapeute-ci serait entré en contact avec ce client Empathique en disant : « Je souhaite simplement que vous vous sentiez tout à fait à l'aise avec moi », parce que cette approche serait la même que celle de son client, avec une ouverture aux Émotions et un Canal Nourricier.

# 5. Le Driver du Type Rebelle : « Je dois faire des efforts »

Le Driver du Type Rebelle, Fais des Efforts, reflète une position de vie comportementale « J'ai de la valeur tant que je fais des efforts pour toi, tu as de la valeur[1]. »

| Mots | Ton | Gestes | Postures | Expressions du visage |
|------|-----|--------|----------|-----------------------|
| « J'y arrive pas », « Euh… », « Je ne sais pas », n'interroge pas vraiment directement | Dans l'effort, souffle | Gestes d'impuissance | Courbé, fatigué, éreinté | Batailleuse, Souffrance |

---

1. Kahler, Taibi, *Process Therapy in Brief*, Human Development Publications, Little Rock, 1979.

Une personne montre un Driver Fais des Efforts lorsqu'elle invite une autre personne à penser à sa place, en donnant l'impression qu'elle essaie et pourtant n'y arrive pas. Par exemple, « Je ne comprends rien » est un Driver Fais des Efforts parce qu'il induit « Fais quelque chose pour moi » et n'est pas une véritable demande. Si la personne n'avait vraiment pas compris et voulait comprendre, alors il y aurait eu un Canal, par exemple « Je ne comprends pas, peux-tu me l'expliquer ? »

Comme nous l'avons vu, les Drivers annoncent deux choses :

- « Je n'ai plus d'énergie pour répondre à ta Perception et/ou à ton offre de Canal. »
- « Si tu veux communiquer avec moi, alors utilise la Perception et/ou le Canal qui correspond avec le Driver que je viens de te montrer. »

Observons l'immeuble de Personnalité qui suit :

| | | | | |
|---|---|---|---|---|
| Rêveur | | | | Inactions<br>Directives<br>(reçues) |
| | Promoteur | | | Actions<br>Directives |
| | | Travaillomane | | Pensées<br>Interrogatif |
| | | | Persévérant | Opinions<br>Interrogatif |
| | | | | Empathique |
| | | | | Émotions<br>Réconfort |
| | | | | Rebelle Réactions |

10   20   30   40   50   60   70   80   90   100

Base Rebelle

Disons que le thérapeute a une Base Travaillomane et utilise donc naturellement le Canal Interrogatif avec la Perception Pensées factuelles.

**Thérapeute :** « Avez-vous pensé à ce dont nous avons discuté la semaine dernière ?

**Client (Fais des Efforts) :** Je ne me souviens pas.

**Thérapeute :** Nous avons parlé d'assumer la responsabilité des erreurs que vous avez faites.

**Client (Fais des Efforts) :** Des erreurs comme… euh… euh… comme… euh…

**Thérapeute :** Vous aviez identifié trois erreurs et vous m'avez dit que vous ne blâmeriez personne si vous deviez les refaire. Vous rappelez-vous de ces erreurs ?

**Client (Fais des Efforts) :** Je vous suis pas, là… blâmer… erreurs… ? »

Cette danse pourrait continuer pendant la séance tout entière. Le Process thérapeute aurait répondu au Driver Fais des Efforts en constatant simplement que le client n'était pas dans un Canal et ne répondait pas à l'offre qu'il avait faite.

Par exemple, le Process thérapeute aurait répondu au Driver « Je ne me souviens pas » avec la Perception Réactions dans le Canal Ludique : « Moi, j'aime pas ça non plus, quand j'arrive pas à me souvenir ! Allez ! Je vous donne un indice. »

Le Driver Fais des Efforts du Type Rebelle représente souvent une difficulté pour les personnes de Base Travaillomane et Persévérant car ces personnes sont si souvent orientées « questionnement » qu'elles estiment que le Driver est un contenu (une véritable demande ou une question) et non pas un processus. Une personne de Type Rebelle disant « Je ne comprends rien » est comprise comme « Avez-vous de l'information pour moi ? », mais ce n'est pas ce que le Driver indique. Bien au contraire, le Type Rebelle veut dire exactement le contraire : « Si tu continues à me donner tes pensées ou tes opinions, je continuerai à Faire des Efforts et j'éviterai d'assumer mes responsabilités. »

Voici un test très simple. La prochaine fois qu'une personne de Type Rebelle vous montre un Driver Fais des Efforts (« Je comprends rien » ou « Je vois pas ») et que vous répondez par un Canal Interrogatif visant les Pensées (« Qu'est-ce que vous ne comprenez pas ? » ou « Qu'est-ce que vous ne voyez pas ? »), ne vous attendez pas à une réponse dans le Canal, vous n'en recevrez certainement aucune. Au lieu de ça, vous finirez sans doute frustré au bout de quelques échanges. Le bénéfice final négatif du Type Rebelle sous stress est de voir les personnes de Type Travaillomane et Persévérant frustrées et irritées.

Par exemple, dans la partie de l'introduction consacrée aux jeux, j'ai évoqué le jeu psychologique « Oui mais » et « Pourquoi tu ne fais pas… ? » L'initiateur du jeu faisait une offre Fais effort en disant : « J'ai un problème, la porte de mon garage ne marche plus. » Pour éviter le bénéfice final de frustration, une personne de Base Travaillomane ou Persévérant aurait pu arrêter le jeu au moment de l'Accroche en gérant le Driver Fais des Efforts avec un Canal Ludique et une Perception Réactions : « Moi aussi j'ai horreur de ça, quand ma porte de garage est pétée[1]. »

# 6. Le Driver du Type Rêveur : « Je dois être fort »

Le Driver du Type Rêveur, Sois Fort (pour l'autre), reflète une position de vie comportementale « J'ai de la valeur tant que je suis fort pour toi, tu as de la valeur[2] ».

| Mots | Ton | Gestes | Postures | Expressions du visage |
|---|---|---|---|---|
| « Il m'est venu », « Ça m'a… », « Ça me fait… » | Monotone, bas | Aucun | Rigide, figé | Impavide, froide ou sans expression |

On reconnaît ce Driver lorsqu'une personne induit que quelqu'un ou quelque chose est responsable de ses pensées ou de ses émotions, par exemple « Il m'est venu à l'esprit » plutôt que « J'ai pensé à », ou bien « Ça fait mal » plutôt que « J'ai mal ». Quand un thérapeute n'utilise pas assez le Canal Directif et/ou l'Inaction, alors il en résultera un Driver Sois Fort de la part du client.

---

1. Il est intéressant de noter que l'anthithèse du docteur Berne pour ce jeu est : « Ça, c'est un problème… Que vas-tu faire à ce sujet ? » Cela semble porter la responsabilité sur l'initiateur, mais puisque la proposition est faite dans un Canal Interrogatif avec les Pensées factuelles, ça ne marchera probablement pas. Le docteur Berne était très certainement de Base Persévérant avec une Phase Travaillomane.

2. Kahler, Taibi, *Process Therapy in Brief*, Human Development Publications, Little Rock, 1979.

Imaginons un thérapeute de Base Travaillomane (qui utilise naturellement le Canal Interrogatif avec des Pensées factuelles) travaillant avec un client qui a très peu d'énergie Travaillomane.

**Thérapeute :** « Je pense que les contrats ont une utilité. D'abord, je vous propose de réfléchir à ce que vous voulez changer, puis vous l'exprimerez dans des critères mesurables et vous déciderez si, selon vos critères, il s'agit d'un but atteignable. Finalement, nous mettrons en place un plan de travail. Alors, commençons : que pensez-vous que vous vouliez changer ?

**Client (Sois Fort) :** Rien ne me vient.

**Thérapeute :** Je pense qu'une manière logique de procéder est de réfléchir à un changement sur une échelle de 1 à 10. 1 est considéré comme très peu important et 10 est considéré comme très important. Alors, si vous deviez penser à quelque chose qui représenterait un score de plus de 7, qu'est-ce que ce serait ?

**Client (Sois Fort) :** Ça n'a pas de sens pour moi.

**Thérapeute :** Qu'est-ce qui n'a pas de sens ?

**Client (Sois Fort) :** Ça … Ça n'a pas de sens.

**Thérapeute :** Que voulez-vous dire ?

**Client (Sois Fort) :** Rien ne me vient. »

Et on tourne en rond !

Le Process thérapeute aurait relevé le Driver Sois Fort dès « Rien ne me vient ». Il aurait alors utilisé un Canal Directif en encourageant son client à l'introspection, par exemple :

**Thérapeute :** « Prenez un moment pour réfléchir et dites-moi ce que vous voulez faire différemment. »

# 7. Le Driver du Type Promoteur : « Tu dois être fort ! »

Le Driver du Type Promoteur, Sois Fort (pour moi), aussi appelé Sois Fort Parent, reflète une position de vie comportementale « J'ai de la valeur, tu as de la valeur tant que tu es fort pour moi[1] ».

| Mots | Ton | Gestes | Postures | Expressions |
|---|---|---|---|---|
| « Qu'est-ce qui vous fait penser que… ? », « tu » pour « je », « Comment t'a-t-il fait ressentir ça ? » | Veut impressionner | Exagérés | Imposant | Sûr de soi, l'œil puissant, ancré dans le regard de l'autre |

Les personnes de Type Promoteur veulent des résultats immédiats. Elles sont orientées « action » et stimulées par l'excitation et les énergies hautes. La Perception Action et le Canal Directif sont le secret pour entrer en contact avec elles. Alors que les autres Canaux et Perceptions placés à des étages supérieurs sont souvent ignorés par la personne de Type Promoteur.

Considérons par exemple un thérapeute avec une Base Rebelle, un Canal Ludique et des Perceptions Réactions.

**Thérapeute :** « Oh la, les jambes croisées, les bras croisés, le sourcil froncé d'une l'oreille jusqu'à l'autre ! J'en connais un qui n'a pas passé une bonne semaine !

**Client (Sois Fort P) :** Tu fais ce que tu as à faire, ta famille n'a qu'à suivre. Je ne suis pas né avec une cuillère en argent et la bouffe, c'est pas gratuit. Tu vois le truc si tu vois un de mes gamins.

**Thérapeute :** Wahou, c'est le moment pour le jeu des chaises. Sur cette chaise, t'aimes bien quand tes gamins te suivent. Et sur cette chaise magique, t'aimes bien quand ils sont indépendants.

---

1. Kahler, Taibi, *Process Therapy in Brief*, Human Development Publications, Little Rock, 1979.

**Client (Sois Fort P) :** Quand ça te coûte une jambe et un bras pour aller voir un thérapeute, t'as pas envie de jouer aux chaises musicales ! »

Un Process thérapeute aurait reconnu le Driver Sois Fort Parent dans « Tu fais ce que tu as à faire. » Et il aurait répondu avec un Canal Directif et une Perception Actions pour inviter son client à quitter le premier degré de stress. Par exemple :

**Thérapeute :** « Dites-moi ce que vous faites avec votre gamin[1]. »

L'utilisation de techniques de Gestalt, comme par exemple le jeu des deux chaises, peut être utile avec ce client. Cependant, il faudra d'abord gérer le processus et choisir une technique.

# 8. Transfert ou contre-transfert ?

Nous pourrions conclure de ce qui précède que toutes les transactions entre individus sont des projections au travers du choix du Canal et de la Perception. Travailler véritablement avec un client ou un patient veut dire comprendre la Structure de Personnalité de ce client et se déplacer vers son cadre de référence, interaction par interaction, avec le Canal et la Perception.

Puisque les Drivers sont la porte d'accès vers le stress, le thérapeute qui resterait dans un cadre de référence qui est le sien (son Canal préféré et sa Perception préférée) prend le risque d'amener le client encore plus profondément dans le stress.

Est-ce que ceci constituerait le processus d'un contre-transfert ? Il est certain que se concentrer sur le processus avant le contenu est crucial. Cela explique pourquoi il n'y a pas une technique ou un modèle qui convienne à tous les clients.

---

1. Une autre façon d'activer le Driver du Type Promoteur est d'induire que la personne n'est pas responsable de ses émotions ou de ses pensées, par exemple en lui demandant « Comment cela vous a-t-il fait vous sentir ? » Remarquez que cela diffère du Driver du Type Rêveur, qui fait référence à ses propres émotions alors que le Type Promoteur projette sur autrui.

# 9. Évaluer les Drivers

Nous montrons tous le Driver de notre Base des milliers de fois par jour. Cela indique la plupart du temps un niveau mineur de stress[1]. Donc, pour le thérapeute, connaître les six comportements Drivers est un moyen fiable et rapide pour évaluer la Base. En combinant ceci avec l'écoute des Perceptions et en testant un Canal, l'observateur peut déterminer la Personnalité de Base d'une personne en quelques secondes, et la vérifier en quelques minutes.

| Type de Base | Perception | Canal | Driver |
|---|---|---|---|
| Travaillomane | Pensées | Interrogatif | Sois Parfait |
| Persévérant | Opinions | Interrogatif | Sois Parfait P |
| Empathique | Émotions | Nourricier | Fais Plaisir |
| Promoteur | Actions | Directif | Sois Fort P |
| Rebelle | Réactions | Ludique | Fais des Efforts |
| Rêveur | Inactions | Directif | Sois Fort |

# 10. Confronter les Drivers

Évitez de pointer les Drivers devant le client. Au lieu de ça, confrontez le client en utilisant le Canal et ou la Perception appropriés, pour l'amener hors du stress et revenir dans l'immeuble OK.

Autrefois, je considérais les permissions comme un bon moyen de stopper les Drivers, mais j'ai découvert avec le temps que cette approche était inappropriée.

Le Driver peut être inconsciemment associé avec une croyance ancienne, et peut donc servir comme mécanisme de défense, par exemple « Si je ne te fais pas plaisir, tu vas me rejeter ». Identifier ce Driver, ou encourager la personne à l'arrêter, est contre-productif. Puisque le Driver agit comme un compteur Geiger, l'objectif n'est pas de s'en débarrasser, mais de l'utiliser.

---

1.  Cela semble difficile à croire : en une seule minute d'interaction, il n'est pas rare de voir un Driver apparaître 6 à 8 fois, pendant une ou deux secondes à la fois. Ces comportements Drivers apparaissent çà et là au milieu de phrases OK.

| Driver<br>Vous voyez | | Canal + Perception<br>Offrez |
|---|---|---|

Fais des Efforts — Réactions

Fais Plaisir — Émotions

Sois Parfait,

Sois Parfait P — Pensées / Opinions

Sois Fort P, — Actions / Inactions

Sois Fort

Mon expérience m'a montré qu'en utilisant cette simple technique, un thérapeute réussira à sortir son client du stress dans plus de 80 % des cas.

# Chapitre 4

# Les Scénarios

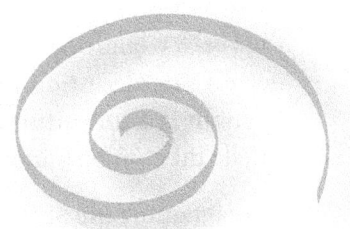

Le docteur Berne, fasciné par les légendes et les héros, s'est plongé dans la mythologie grecque. Dans son livre *Sex in Human Loving* (« Le Sexe dans les relations humaines[1] »), il définit le Scénario comme un plan de la vie. Les recherches PTM ont montré comment ces Scénarios se manifestent et comment ils se renforcent.

Dans cette partie, je fournirai des éléments de cette recherche et les conclusions que j'en ai tiré.

## 1. Les Scénarios de Berne

Dans son livre de 1970, le docteur Berne identifie six Scénarios de vie : Jamais, Toujours, Jusqu'à, Après, Encore et encore, et Sans fin.

Il établit une hypothèse et une explication mythologique pour chacun d'entre eux. Cependant, il n'intègre pas cette recherche avec celle sur les États du Moi, les transactions, les Rôles, les séquences de stress, les jeux, la Typologie de Personnalité ou les adaptations cliniques.

Certains des premiers théoriciens de l'Analyse Transactionnelle ont fait le postulat que le Scénario était le résultat d'Injonctions scénariques. Cependant, aucun d'entre eux n'a fait de recherches sur les Scénarios pour y trouver des corrélations afin d'en déterminer la causalité.

## 2. Scénarios et Drivers

En intégrant le Scénario de vie et ses éléments dans ma recherche de 1972, je découvris de fortes corrélations entre les Drivers et les Scénarios. J'en trouvai davantage qu'entre les Injonctions et les Scénarios, ce qui vint infirmer les postulats des premiers théoriciens des Scénarios.

---

1. Berne, Eric, *Sex in Human Loving*, Simon and Schuster, New York, 1970.

En 1966, Claude Steiner a créé le terme « Injonction », qui renvoie à un message négatif interdisant ou inhibant le comportement libre de l'enfant[1]. Je crois qu'il s'agissait là d'une intuition brillante pour mieux comprendre la dynamique structurelle du comportement parental sous stress.

Le diagramme qui suit identifie les processus scénariques que la recherche PTM a démontrés. On peut voir que ces processus sont directement corrélés aux Types de Personnalité de l'individu. Et dans deux cas sur six, il s'agit de combinaison de Types de Personnalité de Base et de Types de Personnalité de Phase (les Scénarios).

| Scénario d'échec | Structure de phrases | Exemple |
|---|---|---|
| Jusqu'à (tant que) | ——— ( ) ———▶ | « Je ne peux utiliser ceci, je veux dire… commencer à utiliser ceci, tant que je ne maîtrise pas parfaitement le sujet. » |
| Jamais | ↗↘ ↗↘ ↗ | « Il m'est venu à l'esprit que les Types, Drivers et Scénarios semblent… Les Mécanismes d'Échec me dérangent parce que… » |
| Après | ———mais——— | « Tu sais, j'ai beaucoup apprécié le séminaire et le consultant, mais je suis sûr que j'aurai tout oublié demain. » |
| Toujours | ✕ ✕ ▶ | « Si je commence à utiliser ce modèle, je vais sûrement me planter et si je ne le fais pas, j'aurais perdu du temps à lire les livres. » |
| Presque 1 | + + + + + — | « J'ai bien compris les Types de Personnalité et les Parties, Canaux, Besoins psychologiques, Perceptions et Mécanismes d'Échec, mais les Drivers, j'y comprends rien. » |
| Presque 2 | ———/ ▶ | « J'ai parfaitement compris le processus, seulement voilà, vais-je penser à l'utiliser ? » |

1. Steiner, Claude, « Scripts and Counterscripts », *Transactional Analysis Bulletin*, 1966.

# 3. Scénarios, processus et contenu

Je poursuivis mes observations empiriques et ce que je vérifiai en 1982 me permit de conforter mon hypothèse sur le Scénario[1]. J'ai publié cette recherche dans des articles et dans des livres, en commençant par le Miniscénario en 1974[2].

Dans un article de 1975, « Scénario : processus et contenu », j'ai intégré à la fois les Drivers et les Injonctions scénariques dans le développement des Scénarios de vie[3]. Cet article met en évidence que les Drivers (Contre-scénarios fonctionnels) sont à l'origine du Scénario car ils altèrent la structure de nos phrases.

Ces structures altérées de phrases renforcent subtilement, et pourtant des centaines de fois par jour, les thèses inconscientes du Scénario. Donc, les Drivers contre-scénariques sont à l'origine de la formation du Scénario de vie. Cependant, les Injonctions (au second degré de stress) vont déterminer l'intensité – le degré de souffrance – de ces épisodes scénariques.

Dans un autre article de 1975, j'ai donné la corrélation entre les Drivers, les structures de phrases et les Scénarios de vie[4]. Connaître le Scénario de vie d'un client est très intéressant. Comme dans ce modèle capable de prévoir les schémas scénariques potentiels des astronautes sous stress, nous pouvons prévoir comment notre patient pourrait être amené à se saboter dans une thérapie ou dans sa vie. Après avoir analysé mes résultats de 1982, j'ai réalisé que, bien que les Types de Personnalité de Base présentent un certain Scénario, le changement de Phase pouvait créer des Miniscénarios, et par voie de conséquence un nouveau Scénario.

Ceci me poussa à analyser de nouveau mes données. En regardant l'ordre dans lequel les six Types de Personnalité se présentent chez un individu et en observant ensuite le Scénario pour une Phase de Personnalité donnée dans cette structure, on peut dénombrer 4 320 combinaisons possibles.

Du coup, certaines des informations initiales que j'avais publiées dans mon livre de 1978[5] n'étaient pas complètes. Les données montrent que pendant qu'un certain Type de Personnalité présente un certain Scénario, ce Scénario peut

---

1. Kahler, Taibi, *Personality Pattern Inventory Validation Studies*, Kahler Communications, Inc., 1982.
2. Kahler, Taibi avec Capers, Hedges, « The Miniscript », *TA Journal*, janvier 1974.
3. Kahler, Taibi, « Scripts: Content et Process », *TA Journal*, juillet 1975.
4. Kahler, Taibi, « Drivers: The Key to the Process of Scripts », *TA Journal*, juillet 1975.
5. Kahler, Taibi, *Transactional Analysis Revisited*, Human Development Publications, Little Rock, 1978.

changer si la personne change de Phase (ce qui est le cas pour les deux tiers de la population). Par ailleurs, le nouveau Scénario peut très bien être différent de celui associé à la nouvelle Phase de Personnalité.

En fait, ce Scénario pourrait être généré par certaines combinaisons de Base et de Phase. Par exemple, une personne de Base Travaillomane dans une Phase Empathique n'aura pas de Scénario Après (qui est pourtant celui corrélé avec le Type de Personnalité Empathique). Au lieu de ça, il présentera un Scénario Presque II et l'expérience qu'il fera sous stress sera de se poser la question : « Est-ce que c'est tout ? »

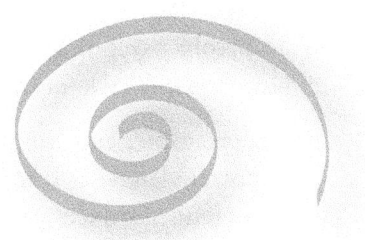

Chapitre 5

# Les Phases

En 1977, j'ai découvert les Phases, qui expliquaient pourquoi certaines personnes changent, développent de nouvelles motivations dans la vie et présentent une autre séquence de stress.

## 1. Base et Phase

L'étage du Type de Personnalité de Phase est celui qui héberge le Besoin psychologique[1] actuel et le plus important d'une personne. Ces Besoins psychologiques vont déterminer ce qui motive la personne au niveau personnel et professionnel.

La recherche a validé que le PTM est un modèle prédictif unique, et le concept de Phase est la raison pour laquelle ce modèle est si puissant. Quand une personne ne parvient pas à satisfaire les Besoins psychologiques de sa Phase de manière positive, elle essaie, consciemment ou inconsciemment, de satisfaire ses besoins négatifs.

Cette tentative est prévisible et observable sous la forme d'une séquence de comportement qui comprend trois degrés de stress. Ces séquences de comportement sont appelées « séquence de stress ». Et chaque Type de Personnalité a une séquence de stress qui lui est exclusive.

C'est pour cette capacité de prévision que je fus embauché en 1978 par le docteur Terry McGuire, afin de l'assister dans le recrutement pour la NASA. Il utilisera ensuite le PTM pendant dix-huit ans pour la sélection, la motivation, le *team building* et le travail de préparation des astronautes.

Au début de notre vie, le Type de Personnalité de Phase est le même que celui de la Base ; ils sont logés au premier étage de notre immeuble. Comme nous l'avons vu, l'étage de la Base héberge toujours le Canal le plus fort et la Perception la plus importante ; ceci ne changera jamais, tout au long de la vie. Pendant la période où la Base et la Phase sont identiques, le Type de Personnalité de Base détermine

---

1. Ces Besoins psychologiques sont décrits en détail dans la partie suivante.

le Besoin psychologique le plus important de la personne, ainsi que la séquence de stress que celle-ci expérimentera quand les Besoins se présenteront à elle.

Par exemple, une personne de Base Travaillomane en Phase Travaillomane montrera le Canal Interrogatif avec la Perception Pensée factuelle et sera principalement motivée par les Besoins psychologiques du Type Travaillomane (reconnaissance du travail et structuration du temps). La séquence de stress sera celle du Type Travaillomane.

Si une personne de Base Travaillomane est en Phase Empathique, alors cette personne aura toujours le Canal Interrogatif et les Pensées factuelles comme langage le plus fort. Mais cette personne sera cette fois-ci motivée par les Besoins psychologiques du Type Empathique (être reconnu en tant que personne et besoin de satisfaction sensorielle). La séquence de stress sera alors celle du Type Empathique.

# 2. Les Phases dans d'autres étages

Parmi plus de 700 000 personnes profilées à travers le monde en utilisant l'IDP, 33 % ont toujours leur Type de Personnalité de Phase à leur étage de Base, alors que 67 % ont, à un moment de leur vie, fait l'expérience d'un changement de Phase. Leur Type de Personnalité de Phase est alors logé à un autre étage de leur Structure de Personnalité.

La recherche a également montré que les changements de Phase sont toujours séquentiels – le changement est toujours à l'étage suivant de l'immeuble. Ainsi, les personnes qui ont leur Personnalité de Phase aux étages 3 à 6 de leur immeuble ont fait l'expérience de plus d'un changement de Phase. De toutes les personnes que nous avons profilées, 28 % ont leur Phase au 2e étage, 20 % au 3e, 5 % au 4e, 3 % au 5e et 1 % au 6e[1].

Une Phase différente de la Base s'appelle une Phase vécue. Les Phases durent au minimum quelques années, mais peuvent durer une vie entière. Peu importe combien de fois une personne a changé de Phase, l'ordre de son immeuble restera le même, ainsi que la plupart des autres caractéristiques de cette Personnalité. Par exemple, le Canal le plus important, la Partie de Personnalité, la Perception ou les Points forts sont stables. Ils resteront ceux du Type de Personnalité de Base.

---

1. Le changement de Phase et ses causes sont traités dans le chapitre 11.

L'étage de Phase, où qu'il se trouve, détermine :

- un ou plusieurs Besoins psychologiques importants ;
- la séquence de stress primaire d'un individu.

Après un changement de Phase, les Besoins psychologiques de la Base deviennent une urgence secondaire, mais leur satisfaction demeure essentielle pour le bien-être de la personne. Plus les Besoins psychologiques associés avec les Types de Personnalité des autres étages de la structure, y compris les étages de Phases vécues, sont proches de la Base, plus ils sont importants.

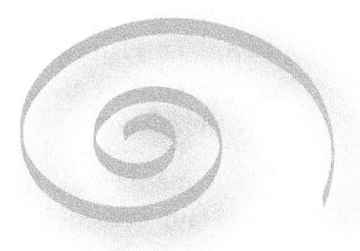

# Chapitre 6

# Les Besoins psychologiques

En 1970, le docteur Berne a identifié six « faims[1] ». J'ai clarifié et fait des recherches sur ces faims. J'ai alors découvert des corrélations statistiques avec les six Types de Personnalité.

## 1. Les faims de Berne

Une des raisons principales pour lesquelles un client est amené à suivre une thérapie vient du fait qu'il (ou elle) ne parvient pas à satisfaire positivement les Besoins psychologiques de sa Phase.

En 1970, le docteur Berne a identifié six « faims » :

- la faim de stimulus ;
- la faim de reconnaissance ;
- la faim de contact ;
- la faim de sexe ;
- la faim de structure du temps ;
- la faim d'excitation.

Il postulait qu'il s'agissait là de motivations pour les êtres humains, mais ne les a jamais appelées « Besoins psychologiques ». Il ne les a pas non plus corrélées aux États du Moi, aux transactions, aux jeux ou aux Scénarios. Il n'a même tenté aucune autre corrélation comportementale.

Le docteur Berne utilisait le terme « faim de stimulus » en référence au besoin de faire l'expérience des cinq sens. La « faim de reconnaissance » correspondait au besoin d'être reconnu par les autres, la « faim de contact » au besoin de contacts physiques. La « faim de sexe » était le désir ou le besoin de pénétrer ou d'être

---

1. Berne, Eric, *Sex in Human Loving*, Simon and Schuster, New York, 1970.

pénétré. La « faim de structuration du temps » correspondait au besoin de structurer le temps. Enfin, la « faim d'excitation » était décrite comme un besoin de forte stimulation.

Lors de ma thèse de recherche pour mon doctorat en 1972, j'ai testé ces faims, sauf la faim sexuelle[1]. Je savais que l'appétit sexuel ne serait pas propre à un seul type de personnes et que les résultats seraient trop inconsistants pour pouvoir en tirer des conclusions qui aient de la valeur dans ce domaine.

Il était évident pour moi que le besoin d'être reconnu devait être séparé en plusieurs catégories plus exclusives mutuellement, c'est-à-dire différenciées les unes des autres.

Par exemple, il est très important pour certaines personnes d'être reconnues pour leur travail alors que pour d'autres, il importe davantage d'être reconnu juste pour soi-même[2].

J'ai alors créé ma propre hypothèse sur les faims, que j'ai rebaptisées Besoins psychologiques. Puisque j'avais été formé en sciences du comportement, accepter les termes « stimulus », « appétit » ou « faim » pour se référer aux sens ne me paraissait pas logique. Ma terminologie pour tout ce qui se rapporte aux sens était simplement « sensorielle ». J'ai réalisé que quand on parlait de faim de stimulus pour désigner les sens, ou de faim de contact pour désigner le toucher, il s'agissait en fait de la même faim, mais à des niveaux d'intensité différents. J'ai conservé le terme « contact », en référence au Besoin psychologique de contact ludique, soit avec les autres, soit avec l'environnement.

J'ai aussi remarqué que la structuration du temps semblait très importante pour de nombreuses personnes. J'ai donc souhaité l'inclure dans ma recherche. J'avais suivi une formation en Analyse Transactionnelle avec le docteur Martin Groder, au quartier de haute sécurité de la prison de Marion, dans l'Illinois. J'avais alors assisté à de nombreux exemples de ce que nous pouvons appeler le « besoin d'excitation ».

---

1. Kahler, Taibi, *Predicting Academic Underachievement in Ninth et Twelfth Grade Males with the Kahler Transactional Analysis Script Checklist*, Purdue University, 1972.
2. Kahler, Taibi, *Personality Pattern Inventory Validation Studies*, Kahler Communications, Inc., 1982.

Le docteur Berne avait induit une connotation négative au mot excitation, mais je voyais bien le changement chez les détenus lorsque le docteur Groder les aidait à nourrir leur besoin d'excitation de manière positive grâce à son modèle (Asklepieion[1]). J'ai ainsi décidé de baptiser ce Besoin psychologique le Besoin d'Excitation.

Je constatai plus tard que d'autres personnes se nourrissaient tout autant avec le besoin complètement opposé à l'excitation : être seul. En m'inspirant de mon expérience à la prison et de mon intérêt pour les pratiques de méditation orientales, j'ai appelé ce besoin le Besoin de Solitude.

Les résultats de mes recherches de 1972 avaient montré de fortes corrélations, pas toujours significatives, entre un Besoin psychologique donné et un des six ensembles cohérents de données que j'avais découvert à l'époque. J'étais alors dans la plus grande confusion pour expliquer ces résultats.

## 2. Les Besoins psychologiques et les Phases

En 1977, je fis l'hypothèse que chacun des six ensembles de données issus de ma recherche représentait ce que j'allais appeler un Type de Personnalité, que chacun des six Types était présent en chacun de nous, qu'ils étaient séquencés dans un ordre donné très tôt dans la vie et que chacun était motivé par un Besoin psychologique spécifique qui, lorsqu'il n'est pas satisfait positivement, conduit l'individu à essayer de le satisfaire négativement. La démonstration de cette hypothèse fut évidente.

J'allais littéralement *déterrer* mes données de 1972. Je commençai alors à observer les corrélations entre les Besoins psychologiques et la séquence de stress actuelle de la personne (Miniscénario), plutôt que de le faire simplement avec la Base.

Mes recherches de 1982 ont identifié huit Besoins psychologiques exclusifs : la Reconnaissance du travail, la Structuration du temps, la Reconnaissance en tant que personne, la Reconnaissance des opinions, la Satisfaction sensorielle, la Solitude, le Contact et l'Excitation. En les corrélant à une Phase d'un Type de Personnalité donné, je pus enfin valider mes hypothèses[2]. Les voici :

---

1. Groder, Martin, « Asklepieion: An Integration of Psychotherapies », *Transactional Analysis After Eric Berne*, Harper et Row, New York, 1977.
2. Kahler, Taibi, *Personality Pattern Inventory Validation Studies*, Kahler Communications, Inc., 1982.

| Phase | Besoins psychologiques |
|---|---|
| Travaillomane | Reconnaissance du travail<br>Structuration du temps |
| Persévérant | Reconnaissance des opinions<br>Reconnaissance du travail |
| Empathique | Reconnaissance en tant que personne<br>Satisfaction sensorielle |
| Rebelle | Contact |
| Promoteur | Excitation |
| Rêveur | Solitude |

## • Phase Travaillomane : Reconnaissance du travail, Structuration du temps

Une personne en Phase Travaillomane avec un Besoin de Reconnaissance du travail axe son activité sur ses buts et sur ses réalisations. Cette personne veut une confirmation que ce qu'elle a réalisé est remarqué par les autres.

Cette personne sera motivée par des récompenses, des bonus, une tape sur l'épaule – tout moyen permettant de reconnaître qu'il ou elle a fait du bon travail.

La Structuration du temps fait référence au besoin de savoir ce qu'il y a à faire et pour quand cela doit être fait. Les personnes qui présentent un Besoin de Structuration du temps planifient leur journée, celle du lendemain et la semaine prochaine.

Même en se relaxant au soleil, une personne avec un Besoin de Structuration du temps se pose mentalement des questions : « Qu'est-ce que je vais faire après, que ferons-nous demain ? »

### • Phase Persévérant : Reconnaissance des opinions, Reconnaissance du travail

Comme la personne en Phase Travaillomane, la personne en Phase Persévérant a besoin que ses réalisations soient reconnues. Ce besoin est cependant connecté à un engagement profond et à une foi dans sa mission ou son objectif.

La reconnaissance des opinions se réfère au besoin de se tenir à une croyance, une opinion, un jugement et que ces valeurs soient reconnues par les autres.

Il est important pour les gens ayant ce Besoin que leurs opinions soient écoutées. Ils n'ont pas nécessairement besoin qu'on soit d'accord avec eux, mais ils doivent absolument « être respectés ».

### • Phase Empathique : Reconnaissance en tant que personne, Satisfaction sensorielle

La Reconnaissance en tant que personne est ce besoin que les autres nous acceptent juste pour ce que nous sommes, sans conditions, sans obligations, sans qu'une performance particulière soit offerte.

La personne en Phase Empathique veut que les autres lui disent qu'ils l'apprécient, qu'ils l'aiment, qu'ils sont heureux qu'elle fasse partie du groupe.

Une personne qui ressent des Besoins Sensoriels apprécie énormément tout ce qui relève des sons, des goûts, du toucher, de l'odorat et d'une vision agréable. Cette personne désire un environnement plaisant, agréable à regarder, mélodieux, confortable, relaxant.

### • Phase Rêveur : Solitude

Les gens dont le besoin est la Solitude ont tendance à se retirer du monde en partant dans des rêveries imaginatives ou introspectives. Ils sont souvent en paix avec eux-mêmes, aiment l'introspection et préfèrent passer du temps seuls.

### • Phase Rebelle : Contact

Les gens qui désirent un environnement qui les stimule montrent un Besoin de Contact. Les interactions fréquentes avec les autres, avec les textures, les gadgets électroniques, la musique forte, les jeux, la lumière intense, les posters variés, satisfont cette « faim de contact ».

Ils aiment également se retrouver avec des gens sympas et amusants.

### • Phase Promoteur : Excitation

Le Besoin d'Excitation est le désir de recevoir une grande quantité de stimulations dans une courte période de temps.

Les gens présentant un Besoin d'Excitation aiment organiser leur temps sur des périodes courtes et de grande intensité.

Une personne en Phase Promoteur aime l'excitation du jeu, des courses, de la haute finance, de la vente et tout ce qui y ressemble.

Le PTMP propose des plans d'action individualisés pour chaque profil de patient, afin que le thérapeute puisse donner « des devoirs à la maison » pour nourrir quotidiennement de manière positive ces Besoins de Phase si importants, et pour aider le patient à mettre en place un plan de gestion de soi (parfois pour soulager des symptômes jusque-là récurrents de souffrance dans le quotidien).

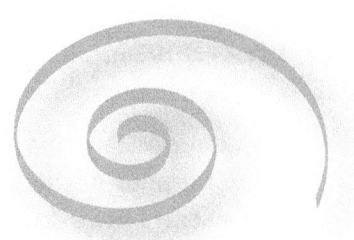

# Chapitre 7

# La Cave : le deuxième degré de stress

Chacune des Phases des six Types de Personnalité présente un deuxième degré de stress accompagné d'un ensemble de comportements : une position de vie comportementale, un Masque, un Mécanisme d'Échec, des signaux avertisseurs, un Rôle, un Mythe, une émotion de substitution, des jeux et des Injonctions. Tous ces comportements sont autant de moyens pour nourrir de manière négative les Besoins psychologiques de la Phase.

## 1. Driver de Base et Driver de Phase : la séquence de stress

Comme nous l'avons vu précédemment, les gens montrent des centaines de fois par jour le comportement Driver de leur Type de Personnalité de Base. Ce comportement indique un état de stress mineur, résultat d'une mécommunication pour les personnes qui ont fait l'expérience d'un changement de Phase. Le Driver du Type de Personnalité de Base est celui qui apparaît le plus souvent ; le reste du temps, c'est le Driver du Type de Personnalité de Phase : pourquoi ?

L'activation du Driver de la Base annonce l'entrée dans la mécommunication. Celle du Driver de la Phase indique que le Besoin psychologique de la Phase n'est pas nourri de manière positive. Dans la grande majorité des cas, lorsqu'une personne a fait l'expérience d'un changement de Phase, le Driver de la Base ne déclenche pas la séquence de stress de la Base.

Lorsqu'une personne montre le Driver de sa Phase et qu'aucune intervention positive n'a lieu, le risque est grand qu'elle descende au deuxième degré de stress (et même au troisième par la suite...). La séquence de stress de la Phase est normalement la seule séquence de stress qui se produit chez une personne[1].

Est-ce que cela signifie que nous devrions ignorer le Driver de la Base ? Pas du tout. D'abord, pour un tiers de la population, les Types de Base et de Phase sont les mêmes et le Driver de la Base sera alors le seul à se manifester. Ensuite, dans de rares occasions décrites dans le chapitre 11, des gens font l'expérience de la séquence de stress de leur Base. Enfin, et c'est sans doute le plus important, le premier degré de stress de la Base peut conduire au stress de la Phase quand la personne n'a pas pu nourrir ses Besoins psychologiques de Phase de manière positive. Le stress de la Base peut accroître la probabilité d'émergence du Driver de la Phase, et alors commencera la séquence de stress de la Phase. Quand ceci se produit, la transition du Driver de la Base vers le Driver de la Phase peut se produire en un instant et l'apparition des comportements du deuxième degré de stress peut suivre tout aussi rapidement.

Quelle leçon en tirons-nous ? Quand vous voyez un Driver, intervenez avec le Canal et la Perception qui sont corrélés au Driver du Type de Personnalité que vous observez.

# 2. Le jouet à bascule

Dans l'immeuble de la Personnalité, tous les comportements à tous les étages sont le reflet de la position positive « J'ai de la valeur, tu as de la valeur ». Dès lors qu'une personne sort de l'immeuble, les aspects positifs sont remplacés par des aspects négatifs.

La plupart du temps, une personne va retourner dans l'immeuble après avoir montré un Driver. Mais si la personne n'a pas pu nourrir ses Besoins psychologiques de manière positive à un niveau suffisant, il est probable qu'elle descendra au deuxième degré de stress et montrera les comportements correspondants. On dit qu'elle est descendue dans la *cave* du stress.

Dans cette cave, imaginez un jouet à bascule. C'est comme ceci que nous donnons l'image du deuxième degré de stress ; l'un de nous est en haut (OK) et l'autre en bas (pas OK). Il n'y a ainsi que deux positions possibles :

- J'ai de la valeur, tu n'as pas de valeur.
- Je n'ai pas de valeur, tu as de la valeur.

---

1. Bien sûr, pour ceux qui n'ont pas changé de Phase, la distinction entre les Drivers de Base et de Phase est inutile puisque ce sont les mêmes. Cependant, cela ne change en rien l'intervention du thérapeute. Quand celui-ci voit un Driver, il doit le confronter avec le Canal et la Perception appropriés, que ce soit de Base ou de Phase.

La Process Thérapie est basée sur la croyance que nous sommes tous OK et que « J'ai de la valeur, tu as de la valeur » est la seule position de vie existentielle.

Les Drivers et les positions de vie de la cave sont comportementales, ce qui signifie que c'est le comportement, et non pas la personne, qui n'est pas OK.

Voici un bon moment pour renforcer l'idée de la nature séquentielle du stress ; car il s'agit bien d'une séquence de stress. On ne peut pas aller au deuxième degré de stress, à la cave, sans être d'abord passé pour au moins une courte période au premier degré, la porte dérobée. Ce qui signifie que si un thérapeute remarque des comportements Drivers du premier degré et intervient (en utilisant le bon Canal et le bon langage perceptuel) pour inviter le client à sortir du Driver, il y a de fortes chances pour que ce client ne descende pas plus loin.

# 3. Les trois Masques

De tous les comportements possibles qu'une personne peut montrer au deuxième degré de stress, il n'y a dans le fond que trois Masques au travers desquels ils peuvent s'exprimer : l'Attaquant, le Blâmeur et le Geignard[1].

Le terme « Masque » renvoie aux comportements de stress qui cachent la vraie personne OK. La plupart du temps, lorsqu'une personne porte un de ces Masques du deuxième degré, c'est parce qu'elle est en train de s'installer dans les Besoins psychologiques de la Phase exprimés (consciemment ou inconsciemment) de manière négative. Le cadeau qu'une personne nous fait, lorsqu'elle porte un de ces Masques, est de nous prévenir de ce qu'elle attend véritablement de nous.

La difficulté que nous rencontrerons en côtoyant des gens qui portent des Masques, c'est que les Masques invitent les Masques. Il faut beaucoup d'énergie pour contourner un Masque et éviter à notre tour de descendre dans notre cave du stress. Au deuxième degré de stress, nous ne pensons, ou ne ressentons, pas les choses clairement. Nous ne sommes plus dans l'immeuble des comportements OK.

Plus nous descendons dans le stress, plus l'invitation que nous faisons aux autres de mettre leur propre Masque est grande. S'ils répondent à notre Masque par un Masque, ces comportements vont se renforcer les uns les autres.

---

1. Kahler, Taibi, *Process Therapy in Brief*, Human Development Publications, Little Rock, 1979.

Le Masque Attaquant reflète la position « J'ai de la valeur, tu n'as pas de valeur » et il est comme un parent critique négatif. Seuls deux Types de Personnalité de Phase peuvent porter ce Masque : le Type Travaillomane et le Type Persévérant.

Le Masque Attaquant d'une personne en Phase Travaillomane dit à l'autre qu'il ne pense pas intelligemment. Le Masque d'une personne en Phase Persévérant dit : « Ce que tu crois n'a pas de valeur. »

| Masque | Phase | Exemples |
|--------|-------|----------|
| | Travaillomane | « Tu es vraiment stupide ! Tais-toi et réfléchis un peu ! » |
| | Persévérant | « Tu devrais avoir honte ! » |
| **Attaquant** : « J'ai de la valeur, tu n'as pas de valeur. » | | |

Le Masque de Blâmeur reflète une position de vie « J'ai de la valeur, tu n'as pas de valeur ». Il montre le comportement d'un enfant revanchard. Seuls deux Types de Personnalité peuvent porter ce Masque : le Type Rebelle et le Type Promoteur. Le Masque Revanchard du Type Rebelle délivre le message : « Ce n'est pas ma faute, rien n'est ma faute. » Le Masque manipulateur porté par le Type Promoteur dit : « Je suis spécial, et je peux contourner ou casser les règles. »

| Masque | Phase | Exemples |
|--------|-------|----------|
| | Rebelle | « Oui mais… si tu m'avais laissé faire… » |
| | Promoteur | « Tu vas le laisser te parler comme ça… ?! » |
| **Blâmeur** : « J'ai de la valeur, tu n'as pas de valeur. » | | |

Le Masque Geignard reflète la position de vie « Je n'ai pas de valeur, tu as de la valeur ». Il offre le comportement d'une victime. Seuls deux Types de Personnalité peuvent porter ce Masque : le Type Empathique et le Type Rêveur. Le Masque victime porté par une personne en Phase Empathique dit « Je suis stupide, ce que je dis est idiot » alors que Type Rêveur avec un Masque geignard ne dit surtout rien et se retire passivement.

| Masque | Phase | Exemples |
|---|---|---|
| | Empathique | « C'est ma faute ! Ouh la la ! » |
| | Rêveur | (Se retire) |
| **Geignard** : « Je n'ai pas de valeur, tu as de la valeur. » | | |

# 4. Les Mécanismes d'Échec

Chaque Phase de Type de Personnalité a un Mécanisme d'Échec associé. Ces mécanismes agissent comme des mobiles, et « aident » la personne à nourrir ses Besoins psychologiques de façon négative, ou encore à faire émerger dans le conscient la Problématique de Phase enfouie.

Bien qu'il n'existe que trois Masques reflétant les comportements de deuxième degré de stress, chaque Phase de Personnalité a un Mécanisme d'Échec qui lui est propre.

La Phase Travaillomane surcontrôle, la Phase Persévérant impose ses convictions, la Phase Rebelle blâme, la Phase Promoteur manipule, la Phase Empathique fait des erreurs, la Phase Rêveur se retire dans la passivité.

| Masque | Phase | Mécanisme d'Échec |
|---|---|---|
| Attaquant | Travaillomane | Surcontrôle |
| | Persévérant | Impose ses convictions |
| Blâmeur | Rebelle | Blâme |
| | Promoteur | Manipule |
| Geignard | Empathique | Fait des erreurs |
| | Rêveur | Attend passivement |

## • Phase Travaillomane : Surcontrôle

Les personnes en Phase Travaillomane savent quand elles ont fait du bon travail, mais ont tout de même besoin de recevoir des signaux de reconnaissance. Elles ont aussi besoin de structuration du temps. Lorsque leur travail, leurs idées et leurs réalisations ne sont pas reconnus clairement, les personnes en Phase Travaillomane deviennent perfectionnistes et, au travers du Driver Sois Parfait, se mettent à penser à la place des autres. Puis, dans la cave, elles vont se mettre à surcontrôler leurs proches, leurs subordonnés ou leurs collègues en les critiquant parce qu'ils ne pensent pas clairement, ne gèrent pas bien leur budget, sont irresponsables et sont insuffisamment organisés.

La personne en Phase Travaillomane s'attend alors à être reconnue pour ces remarques justifiées et factuelles et attend presque d'être remerciée de se montrer aussi responsable. Oui mais voilà, les autres n'apprécient guère d'être « managés » ; même si le contenu n'est pas injustifié, la manière leur est intolérable. Les Masques invitent les Masques et c'est comme cela que les réactions, verbales ou non, que notre Phase Travaillomane sous stress va récolter seront bien là, mais toutes négatives !

L'autre Besoin psychologique des personnes en Phase Travaillomane est la structuration du temps. Elles organisent leur vie dans un cadre de référence temporel et s'attendent à ce que les autres entrent dans ce cadre. Elles sont très sensibles à la notion de temps, de durée, de planning.

> Un jour l'épouse d'une personne de Phase Travaillomane lui dit : « Et si on allait au cinéma, ce soir ? » Le Type Travaillomane va immédiatement passer en mode structuration du temps et penser : « Le film passe depuis trois semaines, les files d'attente seront moins longues. Il y a des travaux sur l'avenue Foch, donc je dois faire un détour par l'avenue de la Grande-Armée. Ça rajoute cinq minutes. En tout, le trajet prendra donc vingt-cinq minutes. Je vais déposer Choupette dans la file. Moi, pendant ce temps, je me gare (dix minutes avant de la rejoindre, et autant de temps gagné sur la séance). Ça ne sert à rien d'être là pendant les pubs, c'est du temps perdu ! En même temps, je n'aime pas être en retard. Donc, puisque le film commence à 19 heures, notre fenêtre de tir pour partir se situe entre 18 heures 20 et 18 heures 30. »

> Si, par malheur, « Choupette » n'est pas prête, habillée, maquillée entre 18 heures 20 et 18 heures 30, notre Phase Travaillomane va probablement entrer en stress et mettre son Masque d'Attaquant.

## • Phase Persévérant : Impose ses convictions

Les personnes en Phase Persévérant savent elles aussi quand elles ont fait du bon travail. Elles n'en ont pas moins besoin de recueillir des signaux de reconnaissance pour cela. Lorsque leur engagement, leur dévouement ou leur bon travail sont remis en question, la personne en Phase Persévérant va devenir perfectionniste et, au travers de son Driver Sois Parfait Parent, va attendre la même perfection chez les autres.

Un jour, l'enfant adolescent d'une personne en Phase Persévérant annonce fièrement : « J'ai eu cinq 18/20 et un 15/20. » Son père montrant le stress de la Phase Persévérant lui répond : « Et quel a été exactement le problème, pour le 15/20 ? » Ce parent se focalise sur la note « basse » et ne relève pas les cinq autres excellentes notes. L'ado pense alors : « Quand serai-je enfin aimé pour moi-même ? Pourrai-je jamais être suffisamment parfait ? Et comment y arriver ? »

Ce qui est tristement ironique derrière cet épisode malheureusement fréquent, c'est que derrière ce Driver « Sois Parfait » se trouve souvent un dévouement sincère du parent qui « consacre sa vie à éduquer son enfant, ne veut que le meilleur pour lui, tout ce dont il pourrait rêver ».

Cette intention est pourtant sabotée par ce Driver qui se transformera en Masque par la suite : « Tu devrais étudier davantage ! Tu devrais te rendre compte des sacrifices que nous faisons pour toi ! »

La plus belle reconnaissance que nous recevrons d'une personne de Type Persévérant est une projection des Besoins psychologiques de la Phase :

- Positif : « Je suis très fier du travail que tu as accompli, des efforts soutenus que tu as faits et des excellentes notes que tu as reçues. »
- Négatif : « Tu devrais étudier davantage ! Tu devrais te rendre compte des sacrifices que nous faisons pour toi ! »

Pour une personne qui projette de tels Besoins psychologiques négatifs, le pire est qu'elle oblige les autres à souffrir également en imposant le stress qu'elle ressent. Plus la personne reste dans son Masque d'Attaquant, plus elle risque d'être considérée comme un mauvais parent par les gens de son entourage. Ceci renvoie à un déficit de reconnaissance du « travail ». Pour une personne de Type Persévérant, être parent est un *métier* et requiert des *compétences*.

Quant à l'ado, à moins qu'il trouve ailleurs de quoi réguler tout ça, il risque de faire du «jouet à bascule » dans la cave avec le Masque d'Attaquant de son parent, et il finira avec de mauvaises notes toute sa vie. Le Besoin psychologique le plus important de la Phase Persévérant est le besoin de reconnaissance de la valeur de ses opinions. Lorsqu'elles expriment leurs opinions, ces personnes veulent être écoutées, et si possible que les autres respectent, sinon partagent, leur avis.

Lorsqu'une personne en Phase Persévérant exprime ses convictions, elle exprime un système de valeurs qui sous-tend probablement leur mission dans la vie. Voilà pourquoi ces personnes deviennent très actives dans la vie de la communauté, en politique, adoptent des enfants ou encore se livrent à des activités religieuses. Si l'on considère qu'avoir des opinions est une chose positive, vivre sur ce seul critère sera perçu comme négatif.

Le Type Persévérant portera un Masque d'Attaquant avec la ferme conviction que ceux qui ne pensent pas comme lui ne sont pas OK (n'ont pas de valeur).

Ces personnes imposent leurs croyances, font la leçon, prêchent, réprimandent ou partent en croisade négative. S'ils perçoivent que nous ne les entendons pas (ou pire : ne les écoutons pas), cela va être l'escalade dans leur Masque d'Attaquant. S'ils n'obtiennent pas la reconnaissance positive de leur opinion, ils vont se « nourrir » négativement en imposant violemment leurs valeurs.

Comme toutes les escalades des Phases de Personnalité, celle du Type Persévérant peut devenir dévastatrice lorsqu'elle est poussée à l'extrême. Plus le temps passé dans le deuxième degré de stress est long, plus la pensée est contaminée.

Potentiellement, dans la cave de la Phase Persévérant, il peut se produire la chose suivante : « Si tu ne crois pas ce que je crois, tu n'es pas avec moi. Si tu n'es pas avec moi, tu es contre moi. Si tu es contre moi, je me débarrasserai de toi avant que tu ne le fasses avec moi (car c'est ce que je devine de tes intentions). »

Dans le monde de l'entreprise, ceci se retrouvera dans des jeux de pouvoirs. Dans le monde réel, ça peut devenir du terrorisme, des pogroms, des croisades… « Il est si important que tu croies comme moi que si tu ne le fais pas, je devrai te supprimer. »

## • Phase Rebelle : Blâme

Les personnes en Phase Rebelle ont besoin de contacts positifs ludiques de la part des autres et de leur environnement. Pour comprendre pourquoi le Mécanisme d'Échec de la Phase Rebelle sous stress est le blâme et comment cela aura tendance à s'installer pour nourrir ses Besoins de Contact de manière négative, penchons-nous sur la notion de *Mythe*.

Tous les Mythes renvoient à la croyance selon laquelle nous ne contrôlons pas ce que nous ressentons émotionnellement, que ce soit bon ou mauvais.

Le Driver du Type Rebelle est Fais des Efforts. Traduit sous la forme d'un Mythe, le comportement « Je comprends rien » devient « Tu es supposé penser à ma place et tout faire pour que je me sente bien ». Dans la cave, le Type Rebelle croit inconsciemment à ces Mythes et porte le Masque de Blâmeur : « C'est de ta faute si je me sens mal, parce que tu n'as rien fait pour que je me sente bien. Alors je vais te faire te sentir encore plus mal. Tant que je te blâme, je n'ai pas à prendre la responsabilité de mes propres pensées, de mes propres actions et de mes propres émotions, puisque tout est de ta faute. »

Le contraire de la recherche de contacts positifs ludiques est la recherche de contacts négatifs. Le bénéfice final pour une personne de Type Rebelle sous stress est de croire qu'elle a « réussi » à frustrer un Travaillomane ou un Persévérant. « Si je n'ai pas joué suffisamment avec mon enfant Rebelle et que je ne lui ai pas assez fait la leçon avec mon Masque d'Attaquant Travaillomane sur l'importance du travail à l'école, alors je ne devrais pas être surpris quand je reçois un appel de son proviseur concernant son comportement déplorable (contact négatif). »

« Si je n'ai pas fourni assez de contacts à mon enfant Rebelle et que je ne lui ai pas assez fréquemment fait la leçon au travers de mon Masque d'Attaquant Persévérant sur l'importance des valeurs de notre famille et la croyance que nos affaires personnelles ne devraient pas être évoquées à tort et à travers car elles sont privées, alors je ne devrais pas être surpris de devoir dire au téléphone : "Bonjour. Ah, vous êtes le commissaire Dupont ? Mon fils a été arrêté ? Que je lui amène des vêtements ? Il s'est introduit dans les jardins du ministère, TF1 était là et il hurlait je suis le fils de..." »

Voici donc la recherche de contact négatif. Les personnes de Type Rebelle sont assez douées dans l'art de nous envoyer au visage les Masques de notre cave.

Prenons une famille comprenant un père Persévérant/Travaillomane (Base/Phase) et une mère Empathique/Persévérant (Base/Phase). Tous deux amènent leur adolescent Rebelle/Rebelle (Base/Phase) en thérapie familiale. Il sera le patient identifié parce que « c'est lui qui passe son temps à enfreindre les règles ».

« Encore ce matin, docteur, nous avons trouvé ses chaussures n'importe comment dans le salon. Il connaît pourtant les règles, nous avons signé ensemble un contrat concernant nos comportements à tous. Regardez aussi à la page 19, paragraphe 3, nous avons tous accepté de ramasser nos affaires et de les ranger dans nos chambres si nous quittons une pièce pour plus de 60 minutes. Nous ne lui demandons que de faire ce sur quoi nous nous sommes tous mis d'accord par écrit. »

La première chose que les parents doivent connaître sur leur enfant, c'est son Type de Personnalité de Base et de Phase.

Connaître la Base fournit la baguette magique de la communication : le langage perceptuel à parler et le Canal à utiliser. Connaître la Phase fournit une information précieuse sur les comportements négatifs et la clé de la motivation.

Les parents ont également besoin de comprendre la différence entre les symptômes et le problème. Laisser traîner ses chaussures dans le salon n'est qu'un des cent symptômes possibles du Rebelle sous stress. Qu'est-ce qui est important pour les parents ? Si c'est le rangement, l'enfant laissera traîner ses affaires, si c'est de fermer les portes à clés, il les laissera ouvertes, si c'est d'éteindre les lumières, il les laissera allumées, si c'est de nourrir le chien, il oubliera, si c'est d'avoir une allure respectable il se fera une crête et aura des piercings dans le nez, si... alors...

La clé, c'est le contact négatif.

Les chaussures ne sont pas le problème. À chaque fois que nous montrons un comportement de deuxième degré de stress, cela n'a rien à voir avec le contenu apparent. Les chaussures ne sont qu'un symptôme du problème réel, qui est que cet enfant ne reçoit pas assez de contacts positifs ludiques. Son besoin n'est pas nourri. Observons pourquoi ses parents n'ont pas réussi avec leur contrat.

Les parents de Type Travaillomane et Persévérant semblent prédisposés à offrir des contrats pourquoi ? Parce que c'est logique et clair (Travaillomane). Parce que c'est juste et bien (Persévérant). Cela rejoint les Besoins psychologiques de la reconnaissance du travail et des valeurs. Mais est-ce que cela rejoint le besoin de leur adolescent Rebelle ? Non.

Comment attendre de quelqu'un qu'il arrête un comportement, sans le compenser avec quelque chose de positif ? Et puis rappelez-vous : le Type Rebelle sous stress reçoit en bonus avec le contact négatif un bénéfice final, lorsqu'il voit les Types Persévérant et Travaillomane devenir frustrés.

Bien trop de personnes de Type Rebelle sous stress reçoivent un mauvais diagnostic lorsqu'on observe les symptômes classiques de leur comportement, alors qu'il ne s'agit en fait que d'une personne qui a besoin de nourrir positivement ses Besoins psychologiques. La clé pour gérer un adolescent en Phase Rebelle sous stress, c'est son Besoin psychologique de contacts ludiques.

Nous avons tous une tendance naturelle à penser que ce qui marche pour nous devrait marcher pour les autres. Regardons ensemble chaque Type de Personnalité pour un parent.

Nous avons déjà vu que les parents de Type Persévérant ou Travaillomane aiment établir un contrat avec leur enfant, car cela implique la pensée claire, l'engagement et un plan mesurable de réalisation. Mais finalement, le problème n'est pas traité et le besoin de contacts positifs n'est pas offert en compensation. Résultat : les chaussures traînent dans le salon et les parents sont frustrés.

Les parents de Type Empathique sont plutôt tournés vers le sauvetage : « Oh, voici ses chaussures. Il a dû oublier de les ranger. Il est si fatigué en ce moment, je ne vais pas le réveiller. Je vais simplement les ranger pour lui. » Ici encore, pas de compensation par du contact positif. Résultat : chaussures et chaussettes abandonnées dans le salon le soir suivant. Un comportement de sauvetage comme celui-ci va renforcer le message « T'as qu'à laisser les autres faire le boulot à ta place ». Ce parent aimant, Empathique, a de bonnes intentions, mais a glissé progressivement dans un comportement trop attentionné.

Le parent Promoteur est direct : « Ramasse tes chaussures, range-les dans ta chambre. » Ado Rebelle : « Je vois pas pourquoi je devrais, Maman a rangé les chaussures de Marie à sa place. » Face au Canal Directif avec la Perception Action du Type Promoteur, nous trouvons la complainte permanente et blâmante du Type Rebelle. Le Type Promoteur explose alors dans l'Excitation négative : « Je t'ai dit de ranger tes #### de chaussures dans ta chambre ! » Aucun contact positif, encore une fois. Résultat : le Rebelle ne range ses chaussures que parce qu'il est menacé et insulté. Puisque la menace ultime de la part du Promoteur peut être physique, le Rebelle peut conclure « Finalement, c'est le plus fort qui obtient ce qu'il veut dans la vie. »

Le parent de Type Rêveur pourrait noter que les chaussures n'ont pas été rangées, mais puisque ce Type de Personnalité n'offre pas le bénéfice final de la frustration au Type Rebelle, les chaussures pourraient être rangées ou pas.

Il y a deux aspects dans la gestion du Type Rebelle/Rebelle : intervention et prévention.

Intervention veut dire donner par petites touches du contact ludique à chaque fois que c'est possible, plutôt que d'attaquer ou de répondre à un autre Besoin psychologique qui ne serait pas le bon. Par exemple, le parent pourrait mettre un message dans la chaussure : « Je me sens si seule sans mes autres copines, les sandales et les tongs, qui font la fête dans le placard à chaussures... » Ceci confronte le comportement négatif, mais de manière joueuse que le Type Rebelle entendra facilement. Il y a également ici une sagesse qui consiste à savoir ce qu'il ne faut pas faire. Dans les exemples précédents la solution préférée de chaque parent ne fonctionnait pas parce qu'ils se concentraient sur les symptômes (signaux d'alerte) et pas sur le problème (Besoin psychologique).

La prévention consiste à charger les batteries de la Phase pour que le Type Rebelle n'ait jamais besoin de contact négatif. Une formule simple est de passer au moins vingt minutes par jour avec votre adolescent à faire ce qu'il veut, pour obtenir du contact positif, ludique. Les conséquences comportementales peuvent devenir très efficaces tant que les confrontations sont dans le Canal Ludique avec les Perceptions Réactions. On pourrait par exemple décider que notre ado de Type Rebelle peut décorer sa chambre comme il l'entend, mais qu'il ne pourra ni laisser de la nourriture dans la chambre, ni laisser des odeurs devenir suffisamment fortes pour qu'on les remarque en entrant. La conséquence de l'un ou l'autre serait de perdre ses privilèges téléphoniques pour une semaine. Préparez-vous à être confronté à de vieux symptômes, particulièrement avant que les batteries positives soient complètement chargées ; les personnes de Type Rebelle ont tendance à tester les limites.

Lorsque des transgressions se produisent, ne sabotez pas votre intervention avec un Canal Interrogatif et les Perceptions Pensées ou Opinions des Types Travaillomane ou Persévérant : « Te rappelles-tu notre accord ? Je crois que nous avions dit ... »

Ne sabotez pas votre intervention avec le Canal Nourricier et la Perception Émotions du Type Empathique : « Oh mon chéri, je suis vraiment malheureux de ce que tu fais. »

Ne sabotez pas votre intervention avec le Canal Directif et les Perceptions Actions du Type Promoteur : « Va chercher ton téléphone et donne-le-moi. »

Au lieu de ça, utilisez le Canal Ludique et les Perceptions Réactions du Type Rebelle. « Écoute, j'espère que t'aimes bien aller à la cabine téléphonique ; point de phone, tu es aphone. » Ceci confronte l'adolescent de manière ludique et envoie un message sur les conséquences comportementales. De plus, il n'y a pas de bénéfice négatif comme l'expression de la frustration du parent.

## • Phase Promoteur : Manipule

Les personnes de Phase Travaillomane et Persévérant peuvent repousser les gratifications. Les personnes de Phase Rebelle et Promoteur ont en revanche besoin de gratification immédiate. En particulier dans la Phase Promoteur, le besoin est un Besoin d'Excitation – une grande quantité de stimulations intenses sur une durée courte. La recherche d'excitation négative produit des formes de manipulation des autres ou de la situation, pour obtenir une gratification immédiate.

Un chercheur Persévérant/Promoteur (Base/Phase) croit tellement avoir découvert un remède contre le cancer qu'il prend un second crédit et hypothèque sa maison. Dans l'excitation, il peut retirer toutes les économies de la famille et les jouer au casino pour financer ses recherches.

> Un politicien Promoteur/Promoteur peut se faire surprendre dans un bar de charme le lendemain du jour où il avait défié un journaliste de prouver qu'il avait des mœurs légères.

> Une star de cinéma Empathique/Promoteur, en rentrant de son triomphe aux Oscars, peut se faire arrêter pour excès de vitesse devant une école au volant de sa Ferrari.

> Un joueur de foot professionnel, Rebelle, Promoteur se fait attraper à parier sur ses propres matchs.

> Un conseiller financier Travaillomane/Promoteur utilisera l'argent de ses clients pour le placer en bourse pour lui-même.

> Un patron Persévérant/Promoteur peut monter ses employés les uns contre les autres et générer une telle compétition négative et un climat si hostile que l'entreprise traversera crise après crise.

## • Phase Empathique : Fait des erreurs

Chaque Type de Personnalité de Phase au deuxième degré de stress commet des erreurs. Mais c'est la Phase Empathique qui va générer des erreurs répétées comme Mécanisme d'Échec, quelle que soit son intelligence. Pourquoi ? Parce que nous sommes tous conduits à rechercher coûte que coûte la satisfaction de nos besoins de Phase. Lorsque cela semble impossible de manière positive, nous le faisons de manière négative.

Une personne en Phase Empathique est motivée par les Besoins psychologiques de Reconnaissance de la personne et de Satisfaction sensorielle. Par exemple, une personne en Phase Empathique s'est suradaptée à un être aimé. Elle a accepté de faire des choses qu'elle ne pouvait (ou ne voulait) pas faire, au travers de son Driver Fais Plaisir. Elle commence alors inconsciemment à faire des erreurs, et lorsqu'on le lui signale, elle le prend personnellement (elle l'internalise) et ressent : « Tu me critiques, il y a quelque chose qui ne va pas avec moi. »

Il s'agit ici de reconnaissance négative de la personne : elle voulait être acceptée de manière inconditionnelle (besoin de la Phase) mais elle s'est arrangée inconsciemment pour récolter (en interprétant) exactement le contraire. Les personnes de Type Empathique qui portent un Masque de Geignard ont du mal à faire la différence entre leur comportement et leur personne. Elles ont tendance à prendre les choses à titre personnel. Voilà pourquoi mettre en évidence un comportement négatif, que se soit justifié ou que se soit communiqué de manière OK, sera perçu comme une attaque personnelle par une personne en Phase Empathique.

En Phase Empathique, nous avons également besoin de prendre soin de nos sens. La plupart d'entre nous avons nos cinq sens : vue, goût, toucher, ouïe et odorat. Pour des personnes en Phase Empathique, ces cinq sens sont bien plus qu'un phénomène physiologique : se sont des motivateurs psychologiques. Voilà pourquoi des personnes en Phase Empathique sous stress peuvent partir à la recherche négative de ces besoins sensoriels. Si elles ne sont pas suffisamment touchées, elles vont laisser leur apparence se dégrader, se mettre à manger trop, laisser leur environnement devenir sale ou insalubre bref, se laisser aller.

### • Phase Rêveur : Attend passivement

Les personnes en Phase Rêveur ont un besoin de solitude. Rappelez-vous que les besoins les plus importants à satisfaire sont ceux de la Phase. Les besoins de la Phase fournissent de l'énergie pour déplacer notre ascenseur entre les différents étages de l'immeuble.

> Un mari Persévérant/Empathique et sa femme Travaillomane/Rêveur viennent vous voir pour un conseil conjugal. Ils présentent leur problème de la manière suivante : « Il m'envahit avec tous ses sentiments et elle me rejette sans arrêt. »
>
> Lors de votre session avec lui, vous découvrez qu'il a récemment changé de Phase vers Empathique et qu'il est désormais motivé par le partage de ses émotions et le développement d'une connexion émotionnelle plus profonde avec sa femme en étant avec elle plus souvent. Lorsqu'elle le repousse, il se sent maintenant rejeté, voire parfois mal aimé.

Dans votre session avec elle, elle explique qu'il est devenu une personne différente depuis le décès de sa mère qui avait vécu avec eux de nombreuses années avant de mourir d'un cancer « Il s'est senti responsable pour tous les soins. Bien qu'il soit médecin, sa spécialité n'a jamais été l'oncologie. »

Elle vous dit qu'il réclame désormais d'être avec elle tout le temps pour parler de ses sentiments. Autrefois, elle parvenait à avoir son propre espace et des moments de tranquillité, mais désormais il la traque et elle se sent étouffée par toute cette attention. Alors elle se retire, juste pour avoir un moment enfin seule.

Votre évaluation pour ce couple est qu'il n'y a pas ici de diagnostic clinique à établir, puisqu'ils ont tous les deux un fort Ordinateur.

Donnez un plan d'action à partir de leur rapport PTMP, dans lequel il sera précisé comment chacun d'entre eux pourra nourrir ses Besoins psychologiques de Phase sur un rythme quotidien et hebdomadaire. Vous leur expliquez l'importance de ceci et les conséquences que cela aura.

Avec les deux époux dans la pièce, dites au mari Base Persévérant : « Croyez-vous qu'elle vous aime ? » Il répond oui. « Maintenant que vous avez lu les informations sur les Besoins psychologiques de la Phase Rêveur, croyez-vous qu'il est possible que votre femme ait ses propres besoins à satisfaire, du temps seule et des moments privés ? » Il répond oui.

À la femme de Base Travaillomane, vous direz : « Comprenez-vous que votre mari est en Phase Empathique et qu'il a besoin de plus de proximité et d'intimité parce qu'il vous aime tellement ? » Elle répond oui.

« Vous vous aimez l'un l'autre et vous voulez renforcer votre mariage. Voici vos devoirs à la maison : cette semaine, alimentez chacun de votre côté vos Besoins psychologiques, sans compter sur l'autre personne. Puis ensemble, mettez au point un plan d'action pour aider l'autre à nourrir ses propres Besoins psychologiques. » Réponse du couple en chœur : « Oui ! »

La semaine suivante, ils vous présentent leur plan. La femme explique : « Il est en train de me faire construire une petite pièce pour pouvoir y nourrir mes besoins de solitude. Je m'y rendrai seule, cela me donnera de l'énergie pour utiliser mon ascenseur et me rendre à mon étage Empathique plus souvent quand il veut partager ses émotions et être proche. Ceci aidera sa Phase

Empathique. » Vous dites au mari : « Croyez-vous vous que ceci aidera votre femme à nourrir ses besoins de Phase Rêveur ? » Il répond oui. « Croyez-vous également qu'elle sera alors plus ouverte à vos émotions ? » Là encore, il répond oui.

« Avant, vous pensiez que votre femme vous rejetait, quand elle partait seule. Que pensez-vous que vous ressentirez quand elle se rendra dans cette petite pièce et souhaitera y être seule sans vous ? »

Le mari répond : « À mon avis, elle n'est pas en train de me rejeter. Je crois maintenant tout le contraire. Elle va en elle-même, et non pas loin de moi. Mieux elle se sentira avec elle-même, mieux elle voudra être avec moi. Je pense que c'est très bien et que je ne me sentirai pas rejeté. Au contraire, je sentirai beaucoup d'espoir. »

Ainsi tous les deux nourrissent leurs Besoins psychologiques. Parfois, une simple « information » représente une thérapie de qualité, particulièrement lorsqu'on travaille avec un couple de Base Persévérant et Travaillomane.

# 5. Les signaux d'alerte

Le tableau suivant montre les signaux d'alerte pour chaque Phase de Personnalité.

| Phase | Signaux d'alerte |
|---|---|
| Travaillomane | Frustré par ceux qui ne pensent pas clairement. Critique sur les thèmes de l'argent, du temps et de la responsabilité. |
| Persévérant | Frustré par ceux qui ne croient pas comme lui. Critique ou suspicieux. |
| Rebelle | Négatif et râleur. Facilement ennuyé ou revanchard. |
| Promoteur | Monte des disputes, dramatise (théâtralise). Ignore ou enfreint les règles. |
| Empathique | Invite les critiques. Autodénigrement, montre beaucoup de doutes sur soi-même. |
| Rêveur | Attend passivement. Commence des projets sans les finir. Ne se sent pas à sa place, ou gêné. |

Ces signaux d'alerte indiquent que la personne ne nourrit pas positivement ses Besoins psychologiques.

# 6. Les Rôles

Comme je l'ai dit dans mon introduction, je considère le Triangle Dramatique[1] du docteur Karpman comme une profonde contribution à la compréhension de la dynamique interrelationnelle dans des situations de stress. Steve a identifié trois Rôles qui définissent le Triangle Dramatique : Victime, Persécuteur et Sauveteur.

La tragi-comédie de la vie, lorsqu'il y a du stress, peut être expliquée en observant comment nous adoptons un rôle avec les autres, en étant tour à tour Victime (en agissant comme quelqu'un d'impuissant), Persécuteur (en attaquant les autres) ou Sauveur (en en faisant plus pour les autres que nécessaire).

Quatre dynamiques de symbiose peuvent être identifiées :

- une Victime à la recherche d'un Sauveur (V → S) ;
- un Sauveur à la recherche d'une Victime (S → V) ;
- une Victime à la recherche d'un Persécuteur (V → P) ;
- un Persécuteur à la recherche d'une Victime (P → V).

Quatre des Phases de Personnalité dans la cave reflètent le Rôle de Persécuteur à la recherche d'une Victime : Travaillomane, Persévérant, Rebelle et Promoteur.

Une Phase reflète le Rôle de la Victime d'un Persécuteur : Empathique.

Le Rêveur est Victime, mais ne montre pas d'appel ni au sauvetage, ni à la persécution.

---

1. Karpman, Stephen, « Fairy Tales et Script Drama analysis », *Transactional Analysis Bulletin,* avril 1968.

# 7. Les Mythes

Je considère les quatre Mythes (croyances fausses) parmi mes découvertes les plus importantes ; c'est peut-être même la plus essentielle[1].

Le docteur Berne a cautionné l'idée qu'un modèle n'était complet que s'il pouvait être expliqué dans le langage d'un enfant de 8 ans. Très certainement, le Triangle Dramatique de Steve Karpman reflète ce génie et cette simplicité.

J'ai conçu l'idée des quatre Mythes en 1972 et je voulais être capable d'exprimer dans un langage simple comment nous entretenons les comportements négatifs en terme transactionnel.

Il y a donc quatre Mythes :

- « Je crois que je peux te faire te sentir bien émotionnellement. » (S → V)
- « Je crois que tu peux me faire me sentir bien émotionnellement. » (V → S)
- « Je crois que je peux te faire te sentir mal émotionnellement. » (P → V)
- « Je crois que tu peux me faire me sentir mal émotionnellement. » (V → P)

Ces Mythes agissent comme une justification pour rester dans des comportements inadaptés. Les Mythes « faire sentir bien » trouvent leur fondation dans les Drivers du premier degré de stress. Les Mythes « faire sentir mal » se retrouvent dans la cave, au deuxième degré de stress.

Un point de vigilance particulier pour les thérapeutes : des expressions apparemment anodines peuvent être interprétées, consciemment ou inconsciemment, par le client comme des permissions pour continuer à croire à un des Mythes. Des exemples de telles expressions par le thérapeute sont « Comment cela vous a-t-il fait vous sentir ? », « Est-ce que ça vous a mis en colère ? », « Est-ce que ça vous a blessé ? », « Est-ce que ça vous a embêté ? », « Est-ce que ça vous a gêné ? », « Je parie que ça vous a fait beaucoup de bien. »

Nous pouvons inviter les autres à se sentir bien ou mal, mais nous *ne pouvons pas les faire se sentir bien ou mal* émotionnellement.

Eleanor Roosevelt a dit un jour : « Personne ne peut vous rabaisser sans votre consentement. »

---

1. Kahler, Taibi, *Transactional Analysis Revisited*, Human Development Publications, Little Rock, 1978.

# 8. Les émotions de substitution

Au fil des années, différents théoriciens ont postulé une liste de sentiments authentiques sains et OK, ainsi qu'une liste d'émotions de substitution (appelées *rackets*, en Analyse Transactionnelle).

« En colère » et « Triste » semblaient apparaître sur la liste de tout le monde, mais l'un comme l'autre peuvent être un état émotionnel authentique et sain, ou bien une émotion de substitution.

En effet, « Triste » et « En colère » peuvent être exprimés soit dans l'immeuble, soit dans la cave du stress.

« En colère », par exemple, est une émotion saine et soulageante, en particulier pour les Empathiques, lorsque cette colère est exprimée dans l'immeuble OK.

Mais pour le Type Travaillomane, la colère pourra être une émotion de substitution pour repousser les autres. Nous ne pouvons donc pas classifier « En colère » sans le placer dans un contexte et une dynamique de Personnalité donnée.

Les émotions de substitution suivantes sont corrélées à chaque Phase de Personnalité et apparaissent dans la cave, au second degré de stress.

| Phase de Personnalité | Émotions de substitution |
|---|---|
| Travaillomane | Colère frustrée |
| Persévérant | Colère menace (la colère vertueuse) |
| Rebelle | Revanche |
| Promoteur | Vindicte |
| Empathique | Tristesse |
| Rêveur | Sentiment d'être négligeable |

Je distingue « revanchard » de « vindicatif » en référence à l'intention et à l'intensité. La revanche du Type Rebelle est une attaque instinctive, réactive : « Je te rends ce que j'ai reçu. » La vindicte du Promoteur est une revanche calculée : « Comme ça, tu ne t'amuseras plus à me faire ce que tu m'as fait. »

# 9. Les jeux

En 1961, le docteur Berne définit les jeux comme des interactions présentant :

- une séquence ordonnée de transactions ;
- une réaction comme conséquence ;
- un bénéfice négatif[1].

En 1970, il développa la « formule J[2] », qui s'exprime sous la forme :

$$A + PF = R \rightarrow CT \rightarrow MC \rightarrow BF$$

Et dans laquelle on utilise J pour Jeu, A pour Accroche (ou Attrape-nigaud), PF pour Point faible, R pour Réponse (ou Réaction), CT pour Coup de théâtre, MC pour Moment de confusion et BF pour Bénéfice final. Notez que le J majuscule indique dans cet ouvrage qu'il s'agit de jeux psychologiques.

Le Coup de théâtre fut ajouté par Eric Berne pour valoriser le principe du changement de Rôles dans le Triangle de Karpman[3]. Dans le Triangle Dramatique, les Drivers (premier degré de stress) jouent le Rôle de Sauveteur cherchant Victime, ou de Victime cherchant un Sauveteur. Le Coup de théâtre (changement de Rôle, ou *switch*) se produit lorsque l'échange glisse vers le deuxième degré de stress. Les Geignards (ici de Type Empathique, et non pas Rêveur) prennent le Rôle de Victime cherchant un Persécuteur, pendant que les Attaquants et les Blâmeurs prennent le Rôle de Persécuteurs cherchant une Victime. Notez au passage qu'il existe donc deux types de Victimes selon le degré de stress.

Dans mon article « Le Miniscénario[4] » et dans mon livre *Transactional Analysis Revisited* (« L'Analyse Transactionnelle revisitée[5] »), j'ai schématisé ces changements de Rôle dans les jeux en utilisant le Miniscénario. J'ai montré que tous les jeux commencent avec un Driver au niveau de l'Accroche et du Point faible, puis progressent vers le second degré pour la Réponse, le Coup de théâtre, le Moment de confusion et le Bénéfice final.

---

1. Berne, Eric, *Analyse Transactionnelle et psychothérapie*, Payot, 2001.
2. Berne, Eric, *Que dites-vous près avoir dit bonjour ?*, Sand, 2009.
3. Karpman, Stephen, « Fairy Tales et Script Drama Analysis », *Transactional Analysis Bulletin*, avril 1968.
4. Kahler, Taibi avec Capers, Hedges, « The Miniscript », *TA Journal*, janvier 1974.
5. Kahler, Taibi, *Transactional Analysis Revisited*, Human Development Publications, Little Rock, 1978.

L'intégration des jeux dans le Miniscénario, et de nos jours dans le PTM, permet aux cliniciens d'éviter la mémorisation de dizaines de jeux. Ceci rend plus rapide et plus simple l'identification du début d'un jeu, pour pouvoir le stopper dès son origine. Ainsi les thérapeutes ont-ils seulement besoin d'identifier les six comportements Drivers et de connaître la stratégie d'intervention (confrontation) appropriée[1].

Lorsque cela s'y prête, le thérapeute pourra apprendre à son client comment contourner les jeux au niveau du Point faible en se concentrant sur le Driver, le Canal et la Perception.

Les jeux ne peuvent être « attribués » à un Type ou à une Adaptation donnés. Les jeux psychologiques qu'une personne peut jouer dépendent de facteurs additionnels, tels que par exemple un ou plusieurs changements de Phase et l'ordre de l'immeuble.

Je suis d'accord avec la formule J du docteur Berne ; je crois par ailleurs que ce qu'on appelle des jeux dans la plupart de la littérature AT n'en sont en fait pas, car ils n'entrent pas dans la formule.

# 10. Les Injonctions

En 1966, le docteur Steiner a imaginé le terme « Injonction » en référence à un message négatif qui prohibe ou inhibe (interdit) les comportements libres d'un individu[2]. Il a aussi théorisé que les parents passaient ce message à leurs enfants. Son travail est une grande source d'inspiration et en PTM, nous l'expliquons en disant que les parents *renforcent* les Injonctions des Types de Personnalité déjà présents, plutôt que de les transmettre à leurs enfants.

Les docteurs Bob et Mary Goulding[3] ont à l'origine identifié dix de ces Injonctions dites « primaires » :

- Ne sois pas.
- Ne sois pas toi.
- Ne sois pas un enfant.
- Ne grandis pas.
- Ne le fais pas.
- Ne sois pas important.

---

1. Voir, dans le chapitre 3, « Confronter les Drivers ».
2. Steiner, Claude, « Scripts et Counterscripts », *Transactional Analysis Bulletin*, 1966.
3. Goulding, Robert et Mary, « Injunctions, Decisions and Redecisions », *TA Journal*, 1976.

- N'appartiens pas.
- Ne sois pas bien (sain).
- Ne pense pas.
- Ne ressens pas.

Ils en ajoutèrent par la suite trois autres :

- Ne sois pas proche (sexuellement).
- Ne réussis pas.
- Ne veux pas (qui est la version mortelle de N'aie pas de besoin).

Les Goulding ont également associé les comportements probables résultant de chacune de ces Injonctions et ont découvert un des modèles les plus utiles en psychothérapie pour gérer les Injonctions : la thérapie de *redécision*.

Dans mon livre *Transactional Analysis Revisited*[1], j'ai démontré l'intégration séquentielle du Miniscénario, à la fois structurellement et fonctionnellement, en identifiant les Drivers de premier degré de stress comme manifestation fonctionnelle du Contre-scénario structurel, et de mécanismes de second degré de stress comme les manifestations fonctionnelles de ces Injonctions structurelles.

Les résultats des études de 1972 et 1982 ont permis de confirmer l'importance des Injonctions : celles-ci sont corrélées au Type de Personnalité de Base, mais elles changent en fonction de la Phase. La manière exacte dont elles changent dépend de la Structure de Personnalité du client[2].

Ceci est particulièrement important, car un thérapeute ne devrait pas assumer ou décider qu'une corrélation simple existe entre un Type de Personnalité donné (ou une Adaptation) et une Injonction. Cette possibilité n'est valable que si l'individu n'a pas changé de Phase.

L'objectif d'une Injonction est de renforcer la Problématique de la Phase[3]. Par exemple, « Ne grandis pas » est l'Injonction primaire du Type Rebelle. Cette Injonction sert à inhiber un peu plus une personne en Phase Rebelle, pour l'empêcher de gérer la Problématique de sa Phase (accepter la responsabilité de ses émotions et de ses comportements).

---

1. Kahler, Taibi, *Transactional Analysis Revisited*, Human Development Publications, Little Rock, 1978.
2. Kahler, Taibi, *Personality Pattern Inventory Validation Studies*, Kahler Communications, Inc., 1982.
3. Les Problématiques de Phase sont évoquées en détail dans le chapitre 9.

Chaque Type de Personnalité a une Injonction primaire associée. C'est parce qu'une Structure de Personnalité est composée d'un empilement de Types de Personnalité et que l'étage de la Phase change au moins une fois pour deux tiers de la population que nous ne pouvons décider qu'un Type de Personnalité donné a une Injonction corrélée. Le résultat d'un changement de Phase désactive parfois l'Injonction.

Le tableau suivant donne les corrélations entre Types de Base et Injonctions primaires et secondaires.

| Type de Base | Primaires | Secondaires |
|---|---|---|
| Rêveur | Ne fais pas | N'appartiens pas<br>Ne t'amuse pas<br>Ne sois pas proche<br>Ne sois pas important |
| Promoteur | Ne sois pas proche | Ne fais pas confiance<br>Ne le fais pas<br>N'appartiens pas |
| Persévérant | Ne fais pas confiance | Ne sois pas proche<br>Ne prends pas de plaisir<br>N'appartiens pas |
| Empathique | Ne ressens pas la colère | Ne sois pas important<br>Ne grandis pas |
| Rebelle | Ne grandis pas | Ne le fais pas<br>Ne sois pas proche |
| Travaillomane | Ne ressens pas le chagrin | Ne t'amuse pas<br>Ne sois pas proche<br>Ne prends pas de plaisir |

Considérons une personne de Base Travaillomane en Phase Rebelle. Bien que la Base Rebelle présente l'Injonction primaire « Ne grandis pas », une personne de Base Travaillomane en Phase Rebelle n'a pas cette Injonction. Pourquoi ? Parce que le Type Travaillomane a grandi (en fait, il a toujours été grand). Parce que ses pensées, ses perceptions, filtrent le monde au travers de l'Ordinateur, aidé de traits de caractère comme responsable, organisé et logique.

Ce Travaillomane/Rebelle n'aura donc pas d'Injonction primaire mais, et c'est intéressant, présentera une série d'Injonctions secondaires de la Base, par exemple « Ne prends pas de plaisir ». Ceci alertera le thérapeute sur la raison pour laquelle son client semble avoir des difficultés à nourrir de manière efficace son Besoin psychologiques de la Phase Rebelle (contacts ludiques et positifs). Notre Travaillomane/ Rebelle peut s'amuser, mais ne parvient à rester dans l'état de plaisir. Et s'il ne gère pas la Problématique de sa Phase, il utilisera le manque de plaisir comme un carburant pour blâmer les autres.

# 11. Les Scénarios

Un processus scénarique est une croyance fausse déclenchée par les Drivers, renforcée par les structures de phrases et rejouée tout au long de la vie[1].

Comme nous l'évoquions dans le chapitre 4, les Scénarios sont formés au premier degré de stress par les Drivers, au travers des structures de phrases, et renforcés en intensité au deuxième degré de stress. Donc, plus une personne reste dans le deuxième degré de stress, plus son Scénario devient un problème. Et puisque nous activons le plus souvent le deuxième degré de la Phase, c'est le Scénario de la Phase qui sera pour nous le plus important. Tant que nous n'allons pas dans la cave de notre Base, le Scénario de la Base ne devrait pas nous poser plus de problème que ça. Il se manifestera seulement dans les structures de phrases déclenchées par les Drivers de la Base.

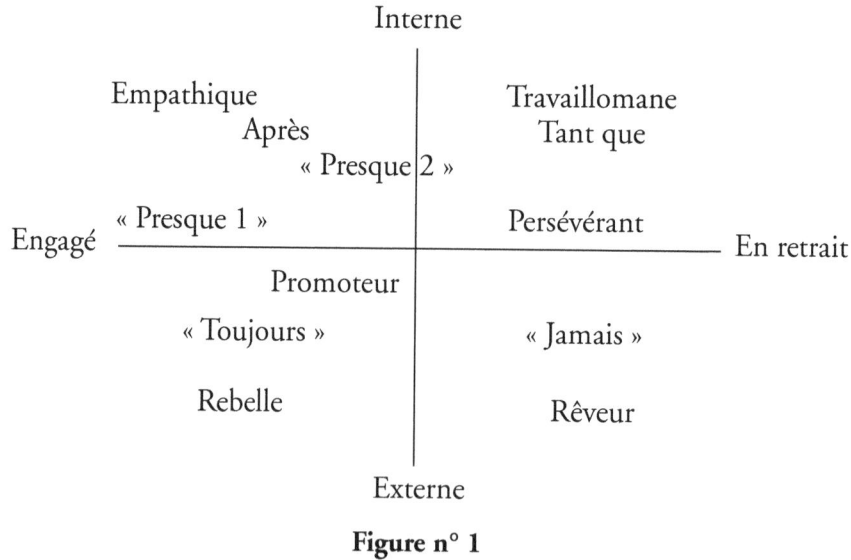

**Figure n° 1**

---

1. Kahler, Taibi, *T.A.S.P. Guide for Therapists*, Taibi Kahler Associates, Inc., 1997.

Les Scénarios sont un outil important pour le Process thérapeute, car ce sont des annonciateurs précis de la manière dont le patient pourrait saboter non seulement sa thérapie, mais aussi sa vie. La figure ci-dessus montre le Scénario corrélé directement avec le Type de Personnalité (et dans certains cas la combinaison Base/Phase) sur la Matrice d'évaluation[1].

### • Scénario Après

Le Type Empathique a un Scénario Après. Il a peur que quelque chose de mauvais se produise. Il est intéressant de noter que cela devient une prophétie exacte, puisque la personne se sera tant suradaptée (Driver Fais plaisir) qu'elle finira bien un jour par se retrouver Victime.

### • Scénario Tant que

Les Types Travaillomane et Persévérant ont un Scénario Tant que. Ils renvoient à plus tard les gratifications avec un raisonnement du type : « Je ne peux pas m'amuser tant que… » Ils placent toujours le travail en priorité, à la recherche de la perfection.

### • Scénario Toujours

Les Types Rebelle et Promoteur ont un Scénario Toujours. Ils se sentent coincés ou piégés. Les Types Rebelle restent coincés, blâment et attendent que quelqu'un les sorte de là. Les Types Promoteur vont coincer les autres en les manipulant.

### • Scénario Jamais

Le Type Rêveur a un Scénario Jamais. Il peut connaître une difficulté à clôturer des projets dans sa vie, particulièrement quand une décision importante s'impose et que lui seul peut la prendre.

### • Scénario Presque 1

Le Type Rebelle en Phase Empathique et le Type Empathique en Phase Rebelle ont un Scénario Presque 1. Ils auront tendance à « presque » finir une tâche, mais jamais complètement.

---

1. Kahler, Taibi, *Process Communication Model* [orig.], Kahler Communication, Inc., 1982.

• Scénario Presque 2

Le Type Travaillomane et le Type Persévérant en Phase Empathique, ainsi que le Type Empathique soit en Phase Travaillomane soit en Phase Persévérant, ont un Scénario Presque 2. Ils vont au bout de leur tâche, mais peuvent alors rencontrer des problèmes. Ce Scénario se manifeste différemment selon que le contexte est professionnel ou personnel.

Un Scénario Presque 2 professionnel nous montrera une personne terminant sa tâche ou atteignant son but. Mais si le parcours pour y parvenir s'est fait dans le stress fort (dans la cave…), alors le sentiment de réalisation ne durera pas. La raison de cette irrémédiable impression d'échec, malgré la réussite, peut être attribuée à la séquence de stress de la Phase. Par exemple, considérons une personne en Phase Travaillomane montrant un Scénario Presque 2. La dégradation de la situation peut être due à l'absence de délégation à ses collaborateurs (Sois Parfait : fais le travail toi-même). Par la suite, cette personne peut se mettre à faire du « micro-management » et à critiquer ses collègues (Masque d'Attaquant et Surcontrôle). La réussite du projet s'accompagne donc d'un stress très fort au sein de l'équipe.

Les personnes qui montrent un Scénario Presque 2 personnel sont parvenues à leurs objectifs personnels dans la vie : une épouse, deux enfants, une maison avec une haie de houx et un chien… Mais ils ressentent : « N'y a-t-il que ça ? »

# 12. Nourrir les Besoins de Phase de manière négative

Chaque comportement de deuxième degré de stress est un moyen inconscient de nourrir les Besoins psychologiques de la Phase de manière négative (faute de mieux).

- Les Masques *renforcent* les positions de vie comportementales au travers des comportements associés.
- Les Mécanismes d'Échec sont le *mobile* annoncé par des signaux d'alerte.
- Les Mythes sont la *justification* apportée au travers des Rôles et des émotions de substitution.
- Les Injonctions sont les *inhibitions* de la satisfaction positive du Besoin psychologique.
- Les Jeux sont des *interactions* au premier et au deuxième degrés qui peuvent faire intervenir des Masques, les positions de vie comportementales, des

Mécanismes d'Échec, des signaux d'alerte, des Mythes, des Rôles, des émotions de substitution et des Injonctions.

- Les Scénarios d'échec sont des *schémas d'échecs récurrents* qui sont connectés au premier et au deuxième degrés de stress.

Les descriptions qui suivent pour chaque Type de Phase montrent comment les deuxièmes degrés de stress génèrent la recherche de satisfaction négative du Besoin psychologique de cette même Phase[1].

## • Phase Travaillomane

Les Besoins psychologiques sont la Reconnaissance du travail et la Structuration du temps. Leur satisfaction négative est générée par les comportements dans la cave, et renforcée par le thème : « Tu ne penses pas clairement, donc tu ne peux pas faire du bon travail et tu perds bêtement du temps. »

- **Masque / Position de vie :** Attaquant / « J'ai de la valeur, tu n'as pas de valeur. »
- **Mécanisme d'Échec / Signaux d'alerte :** Surcontrôle / Frustré par ceux qui ne « pensent » pas ; critique sur le temps, l'argent et la responsabilité.
- **Mythes / Rôles / Émotions de substitution :** « Je peux te faire te sentir mal émotionnellement. » / Persécuteur / Colère de frustration.
- **Injonctions :** « Ne ressens pas le chagrin », « Ne t'amuse pas[2] ».
- **Scénario :** Tant que (ne peut pas prendre de plaisir tant que le travail n'est pas parfaitement réalisé).
- **Films :** Peter Banning dans *Hook*. Phase Travaillomane en reconnaissance négative du travail lorsque celui-ci prend l'appel de Brad et que son fils joue à lui tirer dessus. Il lui hurle alors : « Tais-toi ! » Chuck Nolen dans *Seul au monde*. Phase Travaillomane en structuration négative du temps, au début du film, lorsqu'il chapitre son équipe sur le fait qu'ils perdent du temps.

---

1. Kahler, Taibi, *Process Communication Model* [orig.], Kahler Communication, Inc., 1982.
2. Pour toutes les Phases, les Injonctions et Scénarios listés ne sont à prendre en considération que dans le cas de personnes qui n'ont pas expérimenté le processus de changement de Phase. Pour chaque cas, le changement va altérer ces caractéristiques. Le rapport PTMP générera automatiquement les Scénarios et Injonctions appropriés à chacune des 4 320 combinaisons Base/Phase.

### • Phase Persévérant

Les Besoins psychologiques sont la Reconnaissance du travail et des opinions. La reconnaissance négative du travail et des opinions est générée par les comportements de la cave et renforcée par le thème : « Tu n'écoutes pas mes opinions ou tu ne crois pas ce qu'il faut, donc tu ne pourras jamais faire ce que tu as à faire dans la vie. »

- **Masque / Position de vie :** Attaquant / « J'ai de la valeur, tu n'as pas de valeur. »
- **Mécanisme d'Échec / Signaux d'alerte :** Impose ses croyances / Irrité par ceux qui ne croient pas comme lui, critique et suspicieux.
- **Mythes / Rôles / Émotions de substitution :** « Je peux te faire te sentir mal émotionnellement. » / Persécuteur / Colère menaçante (colère du juste).
- **Injonctions :** « Ne fais pas confiance », « Ne t'amuse pas ».
- **Scénario :** Tant que (ne peut pas prendre de plaisir tant que la mission n'est pas parfaitement accomplie).
- **Films :** Colonel Jessup dans *Des hommes d'honneur*. Phase Persévérant en reconnaissance négative des opinions, avec un comportement Attaquant de donneur de leçons : « Vous ne pourriez pas comprendre ou supporter la vérité ! » Lieutenant Dan dans *Forrest Gump*. Phase Persévérant en reconnaissance négative du travail, avec un comportement Attaquant de donneur de leçons à l'hôpital. « J'avais un destin. Tu me l'as volé. J'étais le Lieutenant Dan Taylor. »

### • Phase Rebelle

Le Besoin psychologique est le contact. Le contact négatif est généré par les comportements de la cave et renforcé par le thème : « Tu vas me le payer ! »

- **Masque / Position de vie :** Blâmeur / « J'ai de la valeur, tu n'as pas de valeur. »
- **Mécanisme d'Échec / Signaux d'alerte :** Blâme / Râle, se plaint, s'ennuie facilement.
- **Mythes / Rôles / Émotions de substitution :** « Tu m'as fait me sentir mal émotionnellement, alors je vais te faire te sentir pire. » / Persécuteur / Revanche.
- **Injonctions :** « Ne grandis pas », « Ne le fais pas ».

- **Scénario :** Toujours (quelqu'un ou quelque chose m'a coincé, alors je vais attendre une occasion de le coincer encore plus).
- **Film :** Le petit garçon dans *Indiana Jones et le temple maudit.* Phase Rebelle en contact négatif quand Indiana lui dit : « Ne touche à rien ! » Il le fait malgré tout, un incident se produit et il lance : « C'est pas ma faute, c'est elle ! »

## • Phase Promoteur

Le Besoin psychologique est l'Excitation. La reconnaissance négative du Besoin d'Excitation est générée par les comportements de la cave et renforcée par le thème : « Je suis spécial ! »

- **Masque / Position de vie :** Blâmeur / « J'ai de la valeur, tu n'as pas de valeur. »
- **Mécanisme d'Échec / Signaux d'alerte :** Manipule / Met en scène des disputes, crée des conflits entre les gens, ignore ou enfreint les règles.
- **Mythes / Rôles / Émotions de substitution :** « Tu m'as fait me sentir mal émotionnellement, alors je vais te faire te sentir très très très mal. » / Persécuteur / Vindicte.
- **Injonctions :** « Ne sois pas proche », « N'appartiens pas ».
- **Scénario :** Toujours (on m'a coincé, je vais les coincer).
- **Film :** Buddy Love dans *Professeur Foldingue.* Phase Promoteur en excitation négative quand Buddy est en rendez-vous galant au Comedy Club et « se paie » le comédien agressif.

## • Phase Empathique

Les Besoins psychologiques sont la Reconnaissance de la personne et la Satisfaction sensorielle. La reconnaissance négative de la personne et de la satisfaction sensorielle négative sont générées par les comportements de la cave et renforcées par le thème : « Il y a quelque chose qui ne va pas chez moi. Je n'ai même pas le droit au plaisir des sens. »

- **Masque / Position de vie :** Geignard / « Je n'ai pas de valeur, tu as de la valeur. »
- **Mécanisme d'Échec / Signaux d'alerte :** Fait des erreurs involontaires / Invite la critique, se dénigre, ne croit pas en soi.
- **Mythes / Rôles / Émotions de substitution :** « Tu m'as fait me sentir mal émotionnellement. » / Victime / Tristesse.

- **Injonctions :** « Ne ressens pas la colère », « Ne grandis pas ».
- **Scénario :** Après (les choses vont trop bien, quelque chose de mauvais va forcément m'arriver… »).
- **Film :** Le professeur Klump dans *Professeur Foldingue*. Reconnaissance négative de la personne lorsqu'il est avec son rendez-vous galant au Comedy Club et qu'il fait un jeu de « Bottez-moi les fesses » avec le comédien agressif, puis Satisfaction sensorielle négative lorsqu'il rentre chez lui et se goinfre de bonbons en pleurant.

### Phase Rêveur

Le Besoin psychologique est la Solitude. La reconnaissance négative de la solitude est générée par les comportements de la cave et renforcée par le thème : « Mieux vaut se fermer à ce qui vient de l'extérieur, y compris des choses qui seraient bonnes pour moi. »

- **Masque / Position de vie :** Geignard / « Je n'ai pas de valeur, tu as de la valeur. »
- **Mécanisme d'Échec / Signaux d'alerte :** Attend passivement / Commence des projets et ne les finit pas, se sent inopportun ou embarrassé en société.
- **Mythes / Rôles / Émotions de substitution :** « Les choses ou les gens peuvent me faire me sentir mal émotionnellement. » / Victime / Se sent insignifiant.
- **Injonctions :** « Ne le fais pas. », « Ne sois pas important ».
- **Scénario :** Jamais (je ne finis jamais rien).
- **Film :** Forrest Gump dans *Forrest Gump*. Phase Rêveur recherchant la Solitude de manière négative après la visite de Jenny. Il se retire en lui-même et attend passivement.

# 13. Intervenir au deuxième degré

Comme nous l'avons vu, le meilleur moyen de rester en dehors du deuxième degré de stress est de nourrir positivement et de façon régulière les Besoins psychologiques de notre Phase. Ce sera encore bien plus efficace si nous le faisons à la fois dans notre vie professionnelle et personnelle.

Il suffit de regarder autour de nous pour constater que ceci n'est pas le cas pour bien des gens. Nous voyons tous les jours des gens au deuxième degré de stress.

« Descendre » dans le stress est toujours séquentiel. Nous n'atteignons pas le deuxième degré sans passer d'abord par le premier, nous ne descendons pas au troisième degré sans d'abord une halte au deuxième. La bonne nouvelle est que nous pouvons en sortir (« remonter ») n'importe quand, sans avoir à faire le chemin inverse (repasser par les autres degrés).

Comment intervenir pour inviter les gens autour de nous à quitter la cave ? Nous pouvons les y inviter en les aidant à obtenir la satisfaction positive de leurs Besoins psychologiques.

> Par exemple, lorsque nous sommes confrontés à l'attaque d'une personne de Type Travaillomane, nous devons chercher à nourrir son Besoin de Reconnaissance du travail.
>
> Type Travaillomane : « N'y a-t-il personne ici qui utilise son cerveau pour réfléchir ? Nous devons finir ce projet dans les délais et ça doit être fait correctement ! »
>
> Réponse : « Nous apprécions la quantité de travail que vous avez fournie sur ce projet, et nous ferons volontiers notre part. Merci de votre rappel à l'ordre sur les délais. »
>
> Type Travaillomane : « De rien… »

En montrant à une personne qui attaque depuis le Type Travaillomane que vous reconnaissez sa compétence, vous l'invitez donc à sortir du stress.

Et qu'en est-il des autres Types de Personnalité ?

La même technique fonctionnera. Fournissez au Type Promoteur de quoi satisfaire son Besoin d'Excitation avec par exemple un bonus à court terme. Pour offrir la Reconnaissance positive de la Personne au Type Empathique, on peut lui dire à quel point nous sommes heureux de l'avoir dans l'équipe. Le Type Rebelle recevra son Contact si on lui offre la possibilité de faire une pause et d'écouter son baladeur. Le Type Persévérant peut recevoir la Reconnaissance de ses convictions si on lui dit que même si nous ne partageons pas toutes ses vues, nous les respectons et apprécions de les entendre. Le Type Rêveur invité à prendre un moment seul, recevra volontiers cette offre de satisfaction positive du Besoin de Solitude.

Il y a mille et une manières de faire des « offres » de satisfaction positive de leurs Besoins à nos interlocuteurs, patients, clients. Dans les séminaires de Process Thérapie et de Process Com, les participants ont l'occasion d'explorer les différentes manières de gérer ce type d'interactions.

Quelques autres exemples sont proposés dans l'annexe F de ce livre.

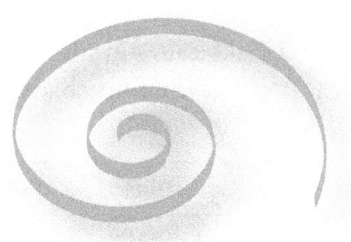

Chapitre 8

# Les oubliettes : le troisième degré de stress

Le troisième degré de stress est le « bénéfice » final du Besoin psychologique négatif et de l'expérience faite à partir du Masque du Désespéré dans une position de vie d'abandon. (« Je n'ai pas de valeur, tu n'as pas de valeur. »)

Se retrouver dans les oubliettes signifie que la personne s'est d'abord trouvée dans la cave et avant cela encore à la porte d'entrée du stress (le Driver).

## 1. La dynamique

Les oubliettes hébergent le Masque du Désespéré et reflètent la position de vie « Je n'ai pas de valeur, tu n'as pas de valeur[1] ».

Plus le client passe de temps dans ces oubliettes, plus il lui sera difficile de penser clairement, de ressentir des émotions authentiques et de fonctionner de manière efficace.

Les oubliettes représentent une tentative (désespérée) pour nourrir les Besoins psychologiques de manière négative. Lorsque même ceci échoue, la personne va glisser dans une position d'abandon et va se sentir déprimée.

## 2. La dépression

À cause des dégâts répétés liés aux Besoins psychologiques insatisfaits de la Phase (deuxième degré de stress), les dépressions expérimentées dans les oubliettes sont différentes selon les individus.

---

1. Kahler, Taibi, *Process Therapy in Brief*, Human Development Publications, Little Rock, 1979.

Le tableau suivant indique les émotions probables ressenties dans un état de dépression pour chaque Type de Phase.

| Phase | Dépression dans les oubliettes et sentiment lié |
|---|---|
| Travaillomane | Inutile (Reconnaissance négative du travail) |
| Persévérant | Sans espoir (Reconnaissance négative des opinions) |
| Rebelle | Incapable (Contact négatif) |
| Promoteur | Abandonné (Excitation négative) |
| Empathique | Mal aimé (Reconnaissance négative de la personne) |
| Rêveur | Rejeté (Solitude négative) |

Une période prolongée dans les oubliettes est généralement le signe que la personne a besoin de soins médicaux. Une connaissance de la Structure de Personnalité et du genre de dépression associé pourra informer un thérapeute sur la prescription adéquate.

# Chapitre 9

# La Problématique de Phase

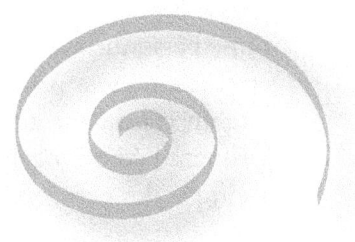

Régler une Problématique émotionnelle est le plus souvent la raison pour laquelle nous changeons de Phase au cours de notre vie. Au milieu des années quatre-vingt, j'ai découvert la Problématique clé pour chaque Phase grâce à mes observations et aux résultats empiriques récoltés auprès de clients qui avaient changé de Phase et se souvenaient des détails de l'expérience.

Chaque Phase s'accompagne d'une Problématique qui lui est propre.

## 1. La Problématique est la Clé

Deux personnes sur trois changent de Phase au moins une fois dans leur vie. Malheureusement, ce changement est, dans 97 % des cas, le résultat d'une longue période de stress intense dont la personne a fini par sortir positivement. Le changement de Phase est le résultat d'un événement de la vie spécifique, confrontant une Problématique émotionnelle. Lorsque cette Problématique est gérée de manière authentique, il en résulte une réponse saine, parfois douloureuse émotionnellement mais suivie d'un soulagement. Si cette réponse saine et authentique est réprimée ou enfouie, il se produit alors un comportement de stress qui va se répéter sur une longue période, jusqu'à ce que la personne fasse enfin l'expérience authentique de l'émotion réprimée. Il en résulte un changement de Phase vers l'étage suivant de l'immeuble. Pour la plupart des gens, cette période va de six mois à deux ans.

Autrement dit, chaque Phase actuelle de Type de Personnalité connaît une Problématique qui lui est associée. Cette Problématique lui est spécifique et unique. Par exemple, la Problématique de la Phase Travaillomane est la perte. La manière dont une personne de Phase Travaillomane va gérer (ou ne pas gérer) la perte et la douleur qui vient avec, déterminera si elle changera de Phase ou pas.

Si une personne avec n'importe laquelle des autres Phases fait l'expérience de la perte, elle ne sera pas « candidate » à un changement de Phase. Qu'elle gère la perte en exprimant authentiquement son chagrin ou qu'elle ne la gère pas en réprimant l'émotion, elle ne changera pas de Phase. La perte est la Problématique spécifique des personnes de Phase Travaillomane.

Si une personne de Phase Travaillomane ressent la douleur liée à la perte immédiatement et s'autorise à ressentir le chagrin, elle ne sera pas non plus « candidate » à un processus de changement de Phase. Si cette personne ne s'autorise pas à ressentir et exprimer son chagrin, et au lieu de cela, réprime et enfouit la tristesse au fond d'elle-même jusqu'à ignorer ce qu'elle ressent vraiment, alors commencera le processus de changement de Phase (une longue période dans le deuxième degré de stress).

Ceci continuera jusqu'à ce qu'elle gère sa Problématique et, à terme, ressente la tristesse enfouie. C'est à ce moment qu'elle va changer de Phase vers l'étage suivant de l'immeuble, ressentir un nouveau Besoin psychologique s'accompagnant d'une nouvelle séquence de stress et d'une nouvelle Problématique de Phase.

Cette nouvelle Phase peut durer plusieurs années, voire le reste de la vie de cette personne. Le changement de Phase permet de comprendre de nombreuses situations de la vie (divorce, crise de la quarantaine…) ainsi que comment nous pouvons rester la même personne tout au long de notre existence alors que nos motivations (rêves, aspirations, objectifs personnels et professionnels) peuvent changer radicalement.

Un changement de Phase s'accompagne à la fois de bonnes et de mauvaises nouvelles. C'est un peu comme de gagner une Ferrari à la loterie, mais de devoir payer les taxes et la prime d'assurance astronomique qui vont avec avant de pouvoir la conduire. La bonne nouvelle, c'est que dès lors qu'une personne a fait l'expérience des comportements négatifs liés au changement de Phase (et a changé de Phase vers l'étage suivant), elle aura complètement intégré les éléments positifs de la Phase précédente, y compris ceux liés à la satisfaction des Besoins de cette Phase, cette fois sans les conséquences négatives.

En fait, les résultats du PTMP pour cette personne indiqueront que le précédent Type de Phase présente un score de 100 (comme la Base). Ceci ne signifie pas que le Canal ou la Perception favoris (ou une autre caractéristique associée au Type de Base) auront changé ; la personne conservera ceux de sa Base. Cela signifie plutôt que la personne est pratiquement aussi à l'aise pour faire l'expérience du monde depuis cet étage qu'elle l'est depuis sa Base.

La « pas si bonne » nouvelle est que le changement de Phase s'accompagne de beaucoup de stress pour l'individu et son entourage. Le changement de Phase a souvent pour effet des ruptures relationnelles et des dysfonctionnements au travail.

Il est intéressant de noter que seules trois personnes sur cent qui rapportent avoir fait l'expérience d'un changement de Phase, disent l'avoir vécu sans la séquence prévisible de stress. Deux raisons principales apparaissent pour expliquer cela :

- une expérience religieuse ou spirituelle ;
- une rentrée d'argent significative et inattendue.

Un petit pourcentage de la population ayant changé de Phase sans avoir traversé une longue période de stress avait été confronté à une NDE (*Near Death Experience*, expérience aux frontières de la mort).

Le tableau suivant montre la Problématique de Phase pour chaque Type de Personnalité[1].

| Phase | Problématique |
|---|---|
| Travaillomane | La perte |
| Persévérant | La peur |
| Rebelle | La responsabilité |
| Promoteur | Le lien affectif |
| Empathique | La colère |
| Rêveur | L'autonomie |

Les chapitres qui suivent décrivent en détail les Problématiques de Phase pour chacun des Types de Personnalité, avec les comportements qui accompagnent le changement de Phase. Il est important de garder à l'esprit que ces comportements sont les comportements classiques du deuxième degré de stress de chaque Type de Phase. Ces comportements se présentent également, rappelons-le, lorsqu'une personne ne parvient pas à satisfaire positivement ses Besoins psychologiques de Phase.

Ce ne sera donc pas la nature du comportement qui indiquera qu'il y a un changement de Phase, mais plutôt l'intensité et la durée du comportement, ajoutés au

---

1. Kahler, Taibi, *T.A.S.P.*, Taibi Kahler Associates, Inc., 1997.

fait que les offres de « nourriture » positive du Besoin de Phase ne mettent pas fin aux comportements négatifs.

Autrement dit, nous sommes conduits à résoudre la Problématique de notre Phase en expérimentant les comportements de deuxième degré de stress, non pas pour nourrir nos Besoins psychologiques de manière négative, mais pour faire remonter dans le champ de la conscience une émotion authentique sous-jacente masquée par ces comportements, et enfin l'exprimer pour la ressentir.

## 2. Quand la Phase Travaillomane ne ressent pas la tristesse

La clé pour savoir si un patient en Phase Travaillomane va changer de Phase est la manière dont il répond à la douleur liée à la perte.

La perte, ce n'est pas seulement la mort d'un être cher. Cela peut être toute forme de perte que l'individu vivrait de manière forte. Par exemple la perte d'un temps précieux, la perte d'une relation, la perte d'une opportunité, la perte d'une promotion ou la perte d'un objectif.

> Observons deux amis, Jim et Franck. Ils sont tous les deux de Type Travaillomane/Travaillomane. Ils ont 23 ans et n'ont pas vécu jusque-là de perte significative dans leur vie.
>
> Au cours des trois derniers mois, Jim et Franck ont tous les deux perdu une tante qu'ils aimaient, leur chien compagnon d'enfance, et ont tous les deux raté une opportunité professionnelle importante.
>
> Jim, en réponse, enfouit sa tristesse et se la cache à lui-même.
>
> Quand sa tante mourut, il s'occupa des funérailles, mais ne versa pas une larme. « J'espère seulement vivre jusqu'à 95 ans comme elle ! »
>
> Très vite le comportement de Jim se mit à changer : « Je croyais bien que j'allais exploser… comme une Cocotte-Minute surchauffée ! J'étais la plupart du temps extrêmement irrité. Je voyais à quel point les gens autour de moi se comportaient stupidement. Je ne voyais que ça ! Des idiots : mes collègues accumulant les erreurs, ma femme qui perd le carnet de chèques, ma fille qui laisse tout traîner. Pas un pour rattraper l'autre ! »
>
> Et plus Jim réprimait son chagrin, plus il portait son Masque d'Attaquant.

À la mort de son chien, Jim resta stoïque et déclara : « C'était un bon chien. » Pas de larmes. Mais davantage de frustration. Son entourage commença à pointer sa faible tolérance à la frustration et la violence grandissante de ses colères.

Lorsque Jim n'obtint pas la promotion pour laquelle il avait si durement travaillé, il rentra chez lui et provoqua une dispute violente avec sa femme. Celle-ci commença à sérieusement s'inquiéter pour lui et pour leur relation.

Jim est en train de changer de Phase. Il porte son Masque de Travaillomane au deuxième degré de stress – attaquant pour éviter de ressentir le chagrin dû à la perte. Plus il a besoin d'être triste, plus il ressent de la colère frustrée comme émotion de substitution. Dans la vie réelle, nous ne pouvons qu'espérer que cela ne lui coûte pas son mariage ou son travail.

Il est important pour ceux qui entourent Jim de comprendre la dynamique du changement de Phase. L'émotion la plus pénible pour une personne à dominante Travaillomane est la tristesse. Jim évite cette douleur ; elle est pourtant vitale et quoiqu'il fasse, elle ne « partira pas ».

Inconsciemment, Jim justifie son Masque Attaquant : « Il faut que j'obtienne toute ton attention pour que tu penses intelligemment. Si tu ne penses pas intelligemment, alors quelque chose de mauvais va t'arriver. Si quelque chose de mauvais t'arrive, il faudra que je ressente la tristesse de te perdre. Je préfère ressentir la colère que cette douleur-là. »

Nous pouvons aisément dire qu'une personne est en train de changer de Phase en observant son comportement.

Jim amène sa fille de cinq ans au jardin d'enfants. Il rencontre un vieil ami et entame une conversation avec lui. Pendant ce temps-là, sa fille joue avec une balle et la lâche. La balle roule vers la rue. La petite court après alors qu'un camion arrive… Elle ne le voit pas. Jim aperçoit la scène et se précipite sur sa fille. À la dernière seconde, il lui évite de passer sous les roues du camion.

Il la secoue rageusement et lui hurle : « Es-tu complètement folle ? Combien de fois faudra-t-il que je te… » et la grande tirade attaquante continue, parfois ponctuée par une claque, pour s'assurer « qu'elle a bien compris qu'il fallait réfléchir intelligemment ! »

Quand les gens changent de Phase, ils *ne peuvent s'empêcher* de faire certaines choses qu'ils ne feraient pas d'habitude. Ils passent le plus clair de leur temps dans la cave, et y restent de plus en plus longtemps et de plus en plus intensément.

Leur offrir la satisfaction du Besoin de la Phase est rarement palliatif car la personne en changement de Phase doit avant tout exprimer son émotion authentique et non pas nourrir un besoin.

Un Process Thérapeute essaiera d'aider Jim à exprimer sa tristesse et à la ressentir. Une fois que Jim aura expérimenté cette tristesse, il changera de Phase vers l'étage suivant dans son immeuble et aura un nouveau Besoin psychologique à satisfaire, une nouvelle séquence de stress et une nouvelle Problématique potentielle. Tout cela corrélé à sa nouvelle Phase.

Et Franck, alors ? Lui aussi a vécu des pertes.

Lorsque la tante de Franck mourut, il fournit son aide pour les funérailles et fit son deuil. Il pleura son absence. Nous n'avons pas observé de Masque inhabituel d'Attaquant. Il n'en a pas eu besoin pour substituer une émotion par une autre. Il a ressenti celle qui se présentait à lui : le chagrin.

Lorsque son chien est mort, il l'enterra sous le vieil arbre qu'ils avaient si souvent croisé sur le chemin de la chasse. Ce soir-là, il s'est assis un moment au pied de l'arbre et a versé quelques larmes pour dire au revoir à son vieil ami.

Lorsqu'il n'obtint pas sa promotion, il regarda sa femme les yeux rougis de tristesse et dit : « J'ai travaillé aussi dur que je le pouvais. Je suis vraiment triste et déçu. » Elle l'a soutenu. Ils n'ont pas parlé un moment, pendant qu'elle l'étreignait. Elle le sentait sursauter. Sans doute un sanglot. Ce moment les a beaucoup rapprochés.

Un jour que Franck amena sa fille au parc, il aperçut un vieil ami et entama une conversation avec lui. La fille de Franck lâcha sa balle qui se mit à rouler vers la route. Un camion s'approchait dangereusement. Lorsque Franck se saisit de sa fille, la scène fut très différente de ce que Jim avait montré. Franck avait déjà expérimenté la douleur liée à la perte. Il ne craignait pas de ressentir le chagrin. Il n'avait pas besoin de substituer son émotion. Il dit à sa fille : « Dieu merci, tu n'as rien ! » Il n'attaqua pas. Il ne lui fit pas la leçon. Il ne la frappa pas. Il se peut qu'il lui donne quand même un bon vieux rappel façon Travaillomane des règles de comportements dans la rue ; cependant il le fera dans son immeuble, pas depuis sa cave, pas au travers d'un Masque d'Attaquant.

Franck *ne changera pas* de Phase dans sa vie. Il restera en Base et Phase Travaillomane pour le restant de ses jours. Il est juste là où il « a besoin » d'être. Tout ce que Franck devra faire sera de continuer à alimenter positivement son Besoin psychologique de Phase Travaillomane afin de garder son équilibre. Et quand il visitera ses autres étages, il se sentira « complet ».

Quelques films montrent bien le changement de Phase d'un personnage en Phase Travaillomane :

- La docteur Jack MacKee dans *Le Docteur* change de Phase vers Empathique.
- Peter Banning dans *Hook* change de Phase vers Rebelle.
- Henry Stanley dans *Stanley et Livingstone* change de Phase vers Persévérant.
- George dans *Même heure, l'année prochaine*, change de Phase vers Empathique.
- Chuck Nolen dans *Seul au monde* change de Phase vers Empathique.

# 3. Quand la Phase Empathique ne ressent pas la colère

La Problématique d'une personne de Phase Empathique est la colère. Pour bien des gens, la colère a une connotation négative. C'est une de ces émotions qui peut être positive ou négative selon la manière dont elle est exprimée. En soi, la colère n'a pas de « pouvoir ».

Il existe quatre formes essentielles de la colère. Trois d'entre elles sont négatives et se trouvent à la cave.

- Les Types Travaillomane et Persévérant sous stress se cramponnent à la colère et la montrent au travers du Masque d'Attaquant.
- Les Types Rebelle et Promoteur sous stress se cramponnent à la colère et la montrent au travers du Masque de Blâmeur.
- Les Types Empathique et Rêveur retournent la colère contre eux-mêmes et en font l'expérience au travers du Masque de Geignard.

Aucune de ces manifestations n'est saine, authentique ou valable. La colère saine et authentique ne permet pas de s'y cramponner ou de nuire.

La colère saine est exprimée sans attaque, sans blâme ou autoflagellation. Aucun Mythe (faire se sentir mal) n'est induit dans la colère saine. Elle est exprimée sans attente d'un changement chez l'autre. Elle se dissipe une fois exprimée.

> Lauretta, une Empathique/Empathique, a beaucoup de mal à dire non aux gens. Elle a tendance à se suradapter et placer les autres avant elle-même. Lorsqu'elle est en présence de personne en colère, elle se sent mal. Elle ne parvient pas à dire aux autres quand elle est en colère après eux. Elle se sent mal dans ces situations. Lauretta est en train de changer de Phase.

Je crois que la colère saine est le deuxième plus beau cadeau verbal que l'on puisse faire à ceux que nous aimons. Le premier est de leur exprimer notre amour.

Pourquoi ? Si nous exprimons la colère saine sans attaque, blâme ou autoflagellation, alors la colère est dehors, partie, sortie de nous. Nous ne nous y cramponnons donc pas. Elle est expulsée.

La colère contenue est en réalité exprimée au travers des Masques d'Attaquant, de Blâmeur et de Geignard. Aucun de ces Masques n'implique ou encourage l'intimité. Par voie de conséquence, les couples qui contiennent leur colère au travers de ces Masques ne pourront maintenir une relation authentique et intime sur le long terme.

La colère saine est un cadeau, car elle est exprimée et libérée. Ainsi, elle ne viendra jamais saboter l'intimité au travers d'un Masque.

Une colère saine est sans attaque, blâme, manipulation, ou attente d'un changement chez l'autre. Une acceptation saine de la colère est un gage de qualité de l'échange, sans se sentir blessé, attaqué, blâmé ou manipulé, ce qui aurait pour résultat évident de provoquer une contre-attaque, un blâme, etc.

En conseil matrimonial, il existe une technique simple qui enseigne comment partager la colère saine. Un couple s'assoit l'un face à l'autre. Une personne commence et dit à l'autre : « Je suis en colère à cause de… » Après chaque déclaration, l'autre répond : « J'ai entendu que tu étais en colère à cause de… » et répète mot à mot l'objet de la colère.

Cet exercice demande d'être dans son immeuble, et non d'être dans sa cave à prendre les choses contre soi ou à empiler les rancœurs. Ensuite, la première personne poursuit en disant : « Merci. » Ici encore, le « merci » permet d'expulser la colère plutôt que de s'y cramponner[1]. Après plusieurs échanges les Rôles sont inversés.

En guise de clôture, le même procédé est utilisé en remplaçant : « Je suis en colère à cause de… » par : « Ce que j'aime chez toi c'est… »

Les personnes Empathiques en changement de Phase n'expriment pas leur colère. Elles croient que cela « ferait du mal » à l'autre et qu'elles seraient alors rejetées. Ceci a pour conséquence paradoxale de se faire rejeter quand même au travers d'un Masque Geignard jusqu'à ce qu'elles s'autorisent à exprimer leur colère authentique.

Quelques films montrent bien le changement de Phase de personnages en Phase Empathique :

- Doris dans *Même heure, l'année prochaine* change de Phase vers Rebelle.
- George dans *Phénomène* change de Phase vers Travaillomane.
- Jing-Mei dans *Le Club de la Chance* change de Phase vers Persévérant.

# 4. Quand la Phase Persévérant ne ressent pas la peur

La peur est la Problématique de la Phase Persévérant. Plus précisément, il s'agit de la peur de ne pas être parfaitement compétent dans une nouvelle position de responsabilité impliquant les autres.

La vie peut nous présenter cette Problématique à la fois professionnellement et personnellement.

Dans la vie personnelle, nous affrontons cette Problématique en devenant parents (« Je n'ai pas pris de cours sur comment être parent ! ») ou plus tard dans la vie, lorsque nous sommes parfois amenés à nous occuper de nos propres parents parce qu'ils ne sont plus autonomes.

> Juan et Julia se sont mariés plus tôt que la plupart de leurs amis. Ils ont eu un enfant et Julia a dû quitter son emploi de décoratrice florale. Elle a été transportée de joie à l'idée d'être mère et, en bonne Empathique de Base, a aimé tenir, sentir et nourrir sa petite fille.

---

1. Tous les signes du stress de la cave sont inacceptables. Ils indiquent que la personne ne souhaite pas évacuer la colère.

Juan, un Persévérant/Persévérant, était un employé consciencieux de l'American Bank & Trust et croyait en son avenir dans le monde bancaire. Lui aussi était fier d'être père. Il commença pourtant à montrer des signes de nervosité, de tension, auprès du bébé. Ses épaules et son cou semblaient lui faire mal constamment.

Il commença également à remarquer de nombreuses choses qui n'allaient pas à la garderie où ils déposaient leur fille. Des détails, qui jusque-là ne l'auraient pas autant dérangé, prenaient beaucoup d'importance à ses yeux. Il pensa tout d'abord que c'était seulement à cause de son sens de l'observation.

Pourtant, il réalisa bien vite qu'il relevait les détails qui clochent aussi bien à la maison qu'à la garderie. Il remarquait par exemple que Julia ne tenait pas le bébé comme il faut, qu'elle ne plaçait pas le biberon suffisamment haut, ne changeait pas le bébé aussi souvent qu'il est conseillé, ne passait pas assez de temps à lui faire faire son rot…

Tout d'abord, Julia prit plutôt bien les remarques de Juan, sans se sentir attaquée, parce qu'elle avait l'habitude d'écouter ses conseils souvent avisés.

Mais bientôt, Juan se mit à lui faire la leçon. Il fallait être plus consciente, plus responsable, il s'agissait tout de même de leur enfant… Puis il commença à lui reprocher de trop tarder à aller chercher le bébé quand il pleurait. Julia commença à s'inquiéter et à sentir que quelque chose n'allait pas bien.

Juan est en train de changer de Phase. Plus il a peur de ne pas être un parent parfaitement compétent, plus il remarque (et fait remarquer) les erreurs d'éducation de Julia (Driver Sois Parfait Parent). Puis il se met à faire la leçon et à reprocher à son épouse sa manière de faire au travers de son Masque Attaquant. Et il continuera jusqu'à ce qu'il devienne conscient de sa peur et la confronte de façon saine. C'est à ce moment qu'il changera de Phase vers l'étage suivant.

À la banque, Juan fait encore l'expérience du stress. Il vient d'être promu au poste de directeur adjoint de la filiale, avec des responsabilités nouvelles sur les employés.

Comme toute personne de Base Persévérant, il est observateur et cela lui a bien servi jusque-là. Il semble que depuis quelque temps, cette même qualité le dessert plus qu'elle ne le sert. Il ne parvient plus à voir ce qui va bien, tant il observe çà et là des petites choses (et d'autres moins petites) qui ne vont pas. Cela l'obnubile.

Juan est frustré de voir que les gens autour de lui ne semblent pas aussi engagés qu'ils le devraient. Il a très souvent envie de faire la leçon et de réprimander ses collaborateurs sur leur manque de loyauté à la profession : « Tu devrais être aussi attentionné avec un client qui économise 100 euros par mois qu'avec un client qui en place 100 000 ! »

Le niveau de frustration de Juan augmente jour après jour et il ne parvient plus à s'empêcher de lancer à la volée des remarques cassantes à ses collaborateurs…

Il est en train de changer de Phase et va avoir besoin de gérer sa peur de ne pas se sentir parfaitement compétent dans son Rôle de parent et de superviseur avant que cela ne lui coûte trop cher.

Dans le film *Forrest Gump*, le lieutenant Dan Taylor (Persévérant) change de Phase vers Travaillomane.

# 5. Quand la Phase Rebelle ne sait pas dire pardon

Il y a l'authentique « Je suis désolé ! » et il y a l'« Excusez-moi » de substitution…

Lorsque votre cousin Marcel, de Base Rebelle, renverse du vin sur votre tapis et affiche un sourire hypocrite en lançant un « Oups, je suis hyper-désolé », il ne l'est pas de manière authentique.

Les excuses vraies, avec la pointe de remords qui les accompagne, sont difficiles à recevoir d'une personne de Base Rebelle. Nous les apprécions d'autant plus quand elles sont formulées depuis l'étage Rebelle, car elles dénotent la prise de responsabilité de la personne pour ses comportements, et même ses émotions.

« C'est pas ma faute ! Personne m'a dit qu'il fallait le rendre aujourd'hui », gémit Robert (Rebelle/Rebelle). Ces derniers temps, il semble que Robert mette plus d'énergie à se défendre et à se justifier pour ce qu'il est supposé avoir fait, plutôt que pour faire ce qu'on attend de lui. Ce schéma semble s'être mis en place pour d'autres types de problèmes également. Au lieu de mettre son intelligence au service de la résolution de problèmes, il l'utilise pour dire aux autres que ce qu'ils proposent ne marchera pas. Sa réponse type est devenue : « Oui mais… »

Il y a quelques mois, Robert a été embauché pour son premier job après l'université. Au début, il aimait ça. Cela lui donnait l'opportunité de partir de chez ses parents qui avaient financé des études en dents de scie. Son truc étant plutôt l'art, et il avait fini par arracher un diplôme en architecture.

Après seulement une semaine, il décide qu'il n'aime pas bosser avec « tous ces robots ». Mais il sait qu'il ne trouvera pas facilement un boulot juste après et il a déjà dépensé ses « étrennes » de fin d'études dans un bel ordinateur portable…

Dans la vie, Robert s'est souvent senti coincé, mais cette fois, il sait que ses parents ne seront plus là pour l'aider financièrement. Et alors même qu'il réalise ceci, il se souvient qu'il leur a même promis de commencer à leur rembourser les frais de fin d'étude avec ses premiers salaires.

« Ah, la vache ! S'ils ne m'avaient pas fait promettre de les rembourser avec mes premiers salaires, se marmonna-t-il à lui-même, je ne serais pas dans cette mouise ! »

Et plus il blâme, plus la colère monte. Et plus il est en colère, plus il blâme.

Dans la terminologie de Maslow, Robert vit son manque au niveau des besoins physiologiques et de sécurité. Dans la terminologie PTM, il évite d'assumer ses responsabilités physiques et émotionnelles en portant un Masque de Blâmeur. Il est en train de changer de Phase.

Quelques films montrent bien le changement de Phase de personnage en Phase Rebelle :

- Daniel Hillard dans *Madame Doubtfire* change de Phase vers Empathique.
- Pete Sandich dans *Always* change de Phase vers Empathique.

# 6. Quand la Phase Rêveur ne se sent pas puissante

Martha a un Type Rêveur/Rêveur. Elle a passé les quarante-cinq dernières années de sa vie dans la même routine.

Au chant du coq, son chien, le fidèle Rusty, agite la queue près de son lit jusqu'à ce qu'elle se lève. Il tourne alors joyeusement autour d'elle, sachant qu'ils iront bientôt courir après les bruits du vent.

Une fois sa toilette faite, sa robe de laine beige un peu passé enfilée, elle retrouve ses parents devant le petit déjeuner pour parler des tâches du jour.

Après manger, elle s'occupe des poules, sort les cochons pour nettoyer les auges et ensuite, avant qu'il fasse trop chaud, va traire les vaches. Ceci fait, il lui reste à les mener au champ puis à revenir nettoyer l'étable avant d'y déposer le foin frais pour le retour des bêtes.

À midi, on mange en silence.

Le soir venu, toutes les tâches enfin accomplies, on parle des tâches du jour suivant devant la soupe chaude.

Après manger, Martha ira soigner ses arbres fruitiers. Bien vite, l'heure de se coucher arrive. Rusty et elle ont alors leur moment à eux. Ils se regardent l'un l'autre tranquillement, paisiblement, en laissant doucement venir le sommeil.

Lors de sa quarante-sixième année, son monde change. Ses parents meurent l'un après l'autre et la ferme est à moitié ravagée par une de ces terribles tornades du Middle West américain.

Martha ne s'est jamais sentie importante. Il lui semble que la seule décision qu'il lui ait jamais été donné de prendre a toujours été : « Quelle robe vais-je porter aujourd'hui ? » Elle n'en a que cinq, dont une est réservée aux funérailles.

Et voilà qu'elle a maintenant une foule de choses à décider : que faire de la maison, que planter cette année, quand vendre le bétail, quels arrangements prendre avec la banque, où sont les éléments à donner au fisc, que voulait dire l'avocat quand il a dit qu'il fallait encore faire valider le testament …

Ce jour-là, elle s'assoit sous le porche avec Rusty. Ils regardent le jour passer en silence, puis la nuit les envelopper.

Lorsqu'au matin elle sent Rusty s'agiter près d'elle, elle réalise qu'elle est au lit. Elle ne se souvient pas comment elle y est arrivée. Elle se lève lentement. Elle pèse mille kilos.

Une fois sa toilette faite, sa robe de laine beige un peu passé enfilée, elle se retrouve seule devant le petit déjeuner.

Après manger, elle s'occupe des poules, sort les cochons pour nettoyer les auges et ensuite, avant la chaleur, va traire les vaches. Ce soir, elle s'assiéra sous le porche avec Rusty à ses côtés.

Plus elle passe longtemps dans l'attente passive et le Masque de Geignard, plus elle se sent insignifiante. Martha ne fait pas de réparations dans la maison, ne fait pas de planning pour les récoltes, garde son bétail en vie, ignore les lettres de la banque, ne cherche pas les informations pour le fisc et oublie l'existence de l'avocat.

Elle ne peut pas prendre de décisions importantes. La vie est passée de la couleur au noir et blanc. Et après dîner, Martha sait toujours quoi faire : rien !

Martha vit un changement de Phase Rêveur.

Dans le film *Forrest Gump*, Forrest Gump (Rêveur) change de Phase vers Empathique.

# 7. Quand la Phase Promoteur ne ressent pas l'intimité

Lorsque César, jeune politicien, est élu à un poste important au Parlement, il a d'abord passé plusieurs années à se consacrer à la politique locale. Dans sa jeunesse, il a déjà changé de Phase depuis sa Base Persévérant vers le Type Travaillomane, puis encore une fois vers sa Phase actuelle : Promoteur.

Comme on l'imagine facilement, cette nomination est une période stimulante pour lui. Il se retrouve dans le cercle de la politique nationale et expérimente la vie trépidante de Rome, alors capitale du monde aux yeux des Romains.

Boosté par cette nouvelle énergie vers l'action et les défis, il se bat pour être un des premiers non nobles (ig-nobles, comme il dit en plaisantant) à accéder au pouvoir dans la hiérarchie de son parti.

Et il y parvient.

Lors d'une intervention en public pour recueillir des fonds, César rencontre Rhoda. Il est immédiatement séduit par son intelligence, son esprit et son charme. Après tout, ne fait-elle pas partie d'une des plus vieilles et importantes familles de la capitale ?

Ils font ensemble un vœu de dévouement à la réussite de l'un et de l'autre. Ils s'engagent dans cette voie d'un commun accord, mus par les mêmes objectifs et la mission d'améliorer la qualité de vie de tous les citoyens.

Il veut être Premier ministre et elle le veut aussi. Ils tiennent leur avenir entre leurs mains.

Avant l'âge de cinquante ans, César atteint son but et est élu chef de son parti. Il obtient la majorité parlementaire. Le voilà Premier ministre. C'est le moment le plus excitant de son existence.

Selon le PTM, César a tout pour lui. Son besoin clé de la Phase Promoteur (l'Excitation) est régulièrement satisfait par les événements, les soirées et les rencontres avec des célébrités internationales.

En tant que leader de la nation, il lui est aisé de satisfaire les besoins de sa Base Persévérant (Reconnaissance de son travail et de ses opinions), puisqu'il a contribué à améliorer la vie quotidienne des Romains, son engagement de jeunesse.

Oui mais voilà, la Problématique du lien monte chez César.

Il ne boit pas à l'excès, il ne prend pas de stupéfiants, il ne joue pas. Comment va-t-il confronter la Problématique non gérée ?

C'est la confrontation à la possibilité d'être abandonné par celle qu'il aime et ceux qui lui ont fait confiance qui viendra se heurter à sa structure Base Persévérant, Promoteur en changement de Phase, Premier ministre et mari engagé.

César commence à tromper sa femme en se répétant sans cesse que ce n'était pas bien. Il est un homme bien et un leader de qualité, dévoué à sa femme ; cette liaison pourrait lui coûter à la fois son mariage et sa carrière.

Seulement voilà, il y a cette Problématique à résoudre.

Lorsqu'une personne est en train de changer de Phase, elle va adopter des comportements de deuxième degré de stress de sa Phase, sans trouver tout de suite l'énergie pour s'en empêcher. Elle est la plupart du temps consciente que c'est inapproprié.

C'est comme lorsque nous voyons des gens *bien* faire de *mauvaises* choses.

Les fans de *Star Trek* connaissent bien cet épisode présentant le « pon farr ». Lors du « pon farr », la *Phase* d'Accouplement, les Vulcains, habituellement capables de contrôler leurs émotions, n'ont plus la maîtrise d'eux-mêmes. Même l'intelligent, logique et sage Monsieur Spock ne parvient pas à retenir ses attaques colériques contre son ami de longue date, le respecté capitaine James T. Kirk.

Les personnes en changement de Phase Promoteur font en sorte d'abandonner les autres en les manipulant, de peur d'être abandonnés.

Si les proches ne se laissent pas abandonner, n'abandonnent pas la personne et lui offrent le pardon et l'acceptation, alors ils l'aideront à vivre cela comme une offre d'intimité et de lien. Alors, la personne pourra changer de Phase. Le processus sera complet dès lors qu'elle remplace les comportements d'abandon par des renforcements de liens affectifs.

> Dans son pays, César fut réprimandé et puni par ses pairs, mais on lui permit de rester un membre respecté du Parlement à la fin de son mandat de Premier ministre. Sa femme lui pardonna également, et César changea de Phase vers Empathique, avec de nouvelles motivations liées aux autres et aux relations.
>
> Fort de son amour pour Rhoda, César voua désormais sa vie aux droits des individus et devint l'un des médiateurs les plus aimés de son pays. Les historiens retinrent bien plus les bonnes actions de cet homme que ses mauvais côtés.

Quelques films montrent bien le changement de Phase de personnages en Phase Promoteur :

- Zack Mayo dans *Officier et Gentleman* change de Phase vers Persévérant.
- Le lieutenant-colonel Jack Slade dans *Parfum de femme* change de Phase vers Persévérant.

# 8. Émotions de substitution et émotions authentiques de la Phase

Le tableau suivant montre la Phase, puis l'émotion de substitution et l'émotion authentique qui lui sont associées[1].

---

1. Kahler, Taibi, *Process Therapy Model*, Taibi Kahler Associates, Inc., 2004.

| Phase | Émotion de substitution | Émotion authentique |
|---|---|---|
| Travaillomane | Colère frustrée | Triste |
| Persévérant | Colère vertueuse | Peur |
| Rebelle | Colère revancharde | Désolé |
| Promoteur | Colère froide (manipulatrice) | Intime |
| Empathique | Tristesse | En colère |
| Rêveur | Se sent insignifiant | Puissant |

L'émotion la plus pénible que puisse ressentir une personne pendant un changement de Phase est l'émotion authentique liée à la Problématique de Phase actuelle. L'émotion la plus « justifiée » est une émotion de substitution.

Chapitre 10

# Le traitement
# des Scénarios

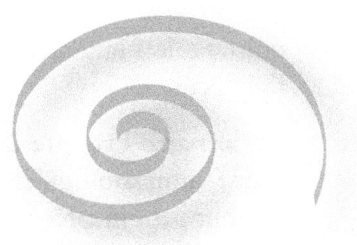

Le Scénario d'un client devient un problème lorsqu'il passe beaucoup de temps au deuxième degré de stress.

## 1. Les Scénarios avec le thérapeute

Connaître le Scénario d'un client fournira au thérapeute des informations importantes sur la manière dont ce client pourrait être amené à saboter sa vie aussi bien que saboter le processus thérapeutique.

**Le Scénario Après :** Une personne de Type Empathique avec ce Scénario se suradapte à ses thérapeutes et, ce faisant, sabote son traitement. Ils disent « J'avais le sentiment que ça ne marcherait pas, je sentais bien que le thérapeute ne m'appréciait pas vraiment ».

**Le Scénario Jusqu'à :** Les personnes de Type Travaillomane et Persévérant avec ce Scénario vont rejeter les nouveaux comportements suggérés par la thérapie. Ils reporteront tout processus de changement jusqu'à ce qu'ils soient certains de le mettre en place parfaitement.

**Le Scénario Toujours :** Une personne de Type Rebelle qui joue ce Scénario en thérapie va abandonner en blâmant le thérapeute qui refusait de la sauver. Le Type Promoteur quittera la thérapie après avoir « coincé » le thérapeute avec des manipulations comme un défaut de paiement, des mensonges, des menaces de poursuite au tribunal pour harcèlement, etc.

**Le Scénario Jamais :** Une personne de Type Rêveur avec ce Scénario pourrait ne jamais boucler sa thérapie en ne prenant jamais la décision de passer à l'action.

**Le Scénario Presque 1 :** Les personnes qui ont ce Scénario obtiennent presque ce qu'elles souhaitaient de la thérapie. Si le client présente une Base Rebelle et une Phase Empathique, il quittera la thérapie avec un commentaire du type « C'est ma faute ». Si le client présente une Base Empathique et une Phase Rebelle, il quittera le traitement avec un commentaire du type « C'est la faute du thérapeute ».

**Le Scénario Presque 2 (professionnel) :** Les personnes avec ce Scénario donneront l'impression qu'elles ont tiré ce qu'elles voulaient du traitement, mais elles ne vont pas l'incorporer complètement à leur vie professionnelle.

**Le Scénario Presque 2 (personnel) :** Les personnes avec ce Scénario ont besoin de gérer l'une ou l'autre des Injonctions « Ne prends pas de plaisir » ou « Ne t'amuse pas ». Selon leur Phase et l'ordre des Types de Personnalité dans leur immeuble, ils échoueront à gérer ces Injonctions et continueront à jouer les martyrs dans leurs relations personnelles.

# 2. Les Besoins psychologiques négatifs

Dans les années soixante-dix, quand j'ai découvert pour la première fois que les Scénarios étaient générés par les Drivers, j'ai naïvement commencé par suggérer de les gérer simplement en prenant une décision consciente dans le champ de la pensée. Voici un exemple, lors de ma présentation à l'Institut de Huron Valley (1975), tel qu'il en est fait référence dans le *Total Handbook of Transactionnal Analysis* par Brown et Woolams[1] (1977).

- **Jusqu'à**
  - Faites le travail avec votre client immédiatement et pas plus tard.
  - Faites un travail court ; on peut commencer à travailler avant que tout soit assimilé.

- **Après**
  - Donnez des permissions et passez le contrat de ne pas utiliser le travail effectué pour inviter par la suite des émotions négatives.
  - Offrez des *strokes*[2] positifs après chaque déclaration positive.
  - Terminez la session sur un *stroke* positif.

---

1. Woollams, Stan et Brown, Michael, *TA: The Total Handbook of Transactional Analysis*, Prentice-Hall, 1977.
2. En Analyse Transactionnelle, un *stroke* désigne un signe de reconnaissance ou une stimulation.

- **Toujours**
  - C'est OK de prendre des décisions, c'est OK de s'engager, c'est OK d'évoquer ses sentiments, ses pensées et ses opinions.
  - Encouragez et *strokez* « la prise de risque » : c'est OK de faire des erreurs et de changer d'avis.

- **Jamais**
  - *Strokez* chaque étape de changement OK, si minime soit-elle.
  - Confrontez en invitant la personne dans l'Adulte.
  - *Strokez* l'Enfant libre dès que vous le pouvez.

- **Presque**
  - Finissez le travail.
  - Finissez chaque phrase.

Mais la clé pour gérer les Scénarios est de rester en dehors du deuxième degré de stress. La raison principale pour laquelle une personne fait l'expérience du stress du deuxième degré est qu'elle « s'installe » dans la situation qui consiste à nourrir négativement ses Besoins psychologiques de Phase dès que ces Besoins psychologiques ne sont pas nourris positivement. Le meilleur traitement pour les Scénarios est donc tout simplement de nourrir positivement les Besoins psychologiques de la Phase jour après jour, semaine après semaine.

# 3. Le changement de Phase

La deuxième raison la plus courante pour qu'une personne passe du temps dans sa cave tient au fait que cette personne ne gère pas de manière authentique la Problématique de sa Phase. Elle est donc est en processus de changement de Phase.

Quand une personne passe beaucoup de temps et d'intensité au deuxième degré de stress, le risque est grand qu'elle se mettre à activer son Scénario. Dans ce cas, le meilleur traitement pour gérer le Scénario est d'aider le client à résoudre la Problématique de sa Phase : il lui faudra faire l'expérience de l'émotion authentique qui se trouve derrière cette Problématique.

Nourrir le Besoin psychologique de la Phase positivement peut améliorer *temporairement* la situation *mais ne concluera pas* le processus de changement de Phase.

# 4. Des devoirs individualisés à la maison

LE PTMP identifie les Besoins psychologiques de Phase du client et offre des exemples de « devoirs à la maison » pour les nourrir régulièrement. Voici un exemple pour les personnes en Phase Persévérant[1].

## • Plan de travail à la maison

Il est important que vous meniez une vie en accord avec vos croyances, vos valeurs et vos opinions. Chaque fois que cela sera possible, vous accepterez d'exercer votre influence, d'avoir un impact, sur le développement et les directions que prennent les autres.

Vous avez besoin d'avoir autour de vous des personnes fiables et de confiance, qui partagent vos standards élevés d'intégrité.

Par exemple, vous pourriez nourrir votre Besoin psychologique de Reconnaissance des opinions de la manière suivante :

- Chaque jour, donnez la priorité à ce qui sera selon vous le meilleur investissement de votre temps, pour assurer la qualité de votre effort.
- Réaffirmez-vous tous les jours la valeur de vos accomplissements, avant même de revoir votre liste des choses à faire pour la journée.
- Préparez vos réunions.
- Récompensez-vous quand vous avez montré du dévouement.
- Obtenez et affichez ostensiblement vos diplômes, ou bien des photos sur lesquelles vous apparaissez avec des gens que vous respectez, des photos de moments qui représentent des accomplissements dont vous pensez qu'ils sont importants.
- Revoyez systématiquement les éléments de votre mission, pour être certain que vos objectifs sont cohérents avec vos valeurs.
- Partagez votre travail avec d'autres et sachez apprécier leurs retours positifs sur la qualité de vos efforts.
- Rejoignez un groupe de pensée.
- Devenez un membre actif d'une institution dont vous partagez les valeurs.
- Proposez aux personnes concernées vos idées pour améliorer l'organisation du travail.

---

1. Kahler, Taibi, *T.A.S.P.*, Taibi Kahler Associates, Inc., 1997.

- Organisez une campagne pour une œuvre de charité, ou impliquez-vous dans une qui existe déjà.
- Intervenez dans des établissements scolaires pour évoquer des problématiques professionnelles ou l'éthique de tel ou tel corps de métier.
- Engagez-vous dans des projets de contrôle de qualité.
- Écrivez un article sur les bonnes pratiques du commerce ou l'éthique.

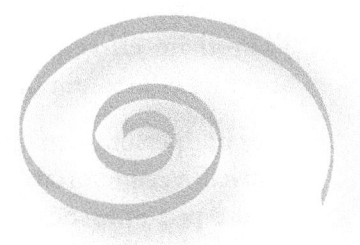

Chapitre 11

# Stress de Base et stress de Phase

Les comportements de stress de la Phase indiquent que soit les Besoins psychologiques de la personne ne sont pas satisfaits de manière positive, soit la personne est dans un processus de changement de Phase.

Le stress de la Base d'une personne qui a déjà changé de Phase une ou plusieurs fois indique que cette personne est en train de refaire l'expérience de l'émotion de substitution, donc d'une résurgence de la Problématique de sa Base, plutôt que de gérer cette Problématique en exprimant l'émotion authentique.

## 1. Suis-je en changement de Phase ?

Subjectivement, une personne est consciente du changement de Phase quand elle est dans la cave de son stress et semble ne pas pouvoir faire quoi que ce soit pour changer les choses. Quel que soit le comportement de stress d'une Phase vécue, il est sans commune mesure avec l'intensité et la fréquence de ce même comportement négatif pendant un changement de Phase. Quelle que soit la Problématique, elle est directement corrélée à la durée qu'un individu passe dans les comportements des deuxième et troisième degrés de stress[1].

Par exemple, si la Problématique est la perte, alors la moindre occasion ratée de faire le deuil, fut-elle minime, intensifiera le nombre d'attaques du Masque du Type Travaillomane. Nous verrons alors la colère frustrée que ressent la personne.

Si la Problématique est la colère et qu'elle n'est pas ressentie de manière saine et authentique, alors la personne concernée ne va plus montrer sa capacité à

---

1. Même nourrir le Besoin psychologique ne permet pas d'arrêter le comportement de stress. Cela ne « soulage » que temporairement. Pour faire simple, ce qui est derrière le Masque n'est pas un besoin insatisfait, mais une Problématique non gérée.

l'assertivité et/ou montrera un Masque de Geignard en faisant des erreurs stupides et involontaires de plus en plus fréquemment.

Plus une personne en changement de Phase Persévérant doit prendre de décisions nouvelles et importantes affectant des subordonnés, des membres de sa famille ou des personnes dont elle a la charge, plus nous la verrons imposer ses convictions et donner des leçons avec une colère « vertueuse » au travers de son Masque d'Attaquant. Cette personne nous montrera ainsi qu'elle ne gère pas sa peur de ne pas être parfaitement compétente.

Plus une personne en changement de Phase Rebelle doit se montrer responsable de ses actions, plus nous la verrons blâmer, devenir revancharde, refuser ses responsabilités, et plus elle croira aux Mythes.

Plus une personne en changement de Phase Promoteur aura la possibilité de nouer des liens avec les autres, plus elle les manipulera, car elle n'aura pas encore géré la Problématique de l'intimité.

Plus une personne en changement de Phase Rêveur doit prendre des décisions significatives, plus nous la verrons se renfermer et attendre passivement, car elle n'aura pas encore géré la Problématique de l'autonomie.

Moins l'émotion authentique liée à la Problématique est ressentie et exprimée, plus les comportements masqués de la Phase perdureront.

## 2. Une ancienne Problématique peut-elle refaire surface depuis ma Base ou une Phase vécue ?

Lorsqu'une personne commence à montrer les comportements de stress d'un Type de Personnalité différent de sa Phase, il est alors probable qu'une ancienne Problématique a refait surface et que la personne ne la gère pas de manière saine. Il peut s'agir de la Problématique de la Base ou d'une Phase vécue. Ça ne peut pas être la séquence de stress d'un Type de Personnalité qui n'a pas encore été une Phase.

Les comportements de stress de la Base indiqueront au thérapeute quel Type de Personnalité de Phase est impliqué. Ce qui, en retour, pointera vers la Problématique à gérer en thérapie.

Claudette a une Base Travaillomane, une Phase vécue Rebelle et une Phase actuelle Empathique. Elle est spécialiste de motivation en entreprise et se prépare à donner une série de séminaires en France.

Elle vit seule avec ses deux « bébés », nommés Bitte et Danke. Pendant son absence, Claudette a engagé une femme de ménage, un jardinier et une « baby-sitter » pour ses deux caniches.

Comme la plupart des Travaillomanes de Base, Claudette a une grande capacité à anticiper les problèmes[1]. Pour ses deux « bébés », elle a installé une petite porte reliant le jardin et le garage, lequel a une température contrôlée.

Elle a prévu d'acheter par précaution un cadenas pour le portail qui ferme la barrière du fond du jardin, en pensant « Personne ne pourra ouvrir la porte et faire sortir mes bébés ; il ne pourra rien leur arriver. » Et elle emporte les clés de ce cadenas avec elle, en France.

Au deuxième jour du séminaire, Claudette reçoit un message très triste lui apprenant que sa seule nièce vient de mourir. Malgré cela, Claudette décide de rester remplir ses engagements profession-nels et manque les funérailles. Elle repousse du mieux qu'elle peut ce décès au fin fond de son esprit.

En revenant à la maison quelques jours plus tard, elle découvre que le portail au fond du jardin est grand ouvert. Furieuse, elle se préci-pite à l'intérieur de la maison et hurle au visage de la « baby-sitter » : « Qui est l'imbécile qui a ouvert la porte ? Qu'avez-vous fait à mes pauvres petits bébés ? »

La baby-sitter répond de manière informative : « Oh, madame, Bitte et Danke vont très bien, ils sont dans la chambre. Ce matin, il y a eu une fuite de gaz et le réparateur a eu besoin de passer par le jardin. Nous avons cherché partout les clés du cadenas ; incapables de les trouver, nous avons dû le couper à la pince monseigneur. »

Il est clair que le comportement de Claudette n'est pas issu de sa Phase Empathique, mais bien de son Masque d'Attaquant Travaillo-mane. Et son attaque n'a rien à voir avec les chiens, mais plutôt avec la Problématique de la perte de sa Base Travaillomane. La nuit précédente, elle avait rêvé que ses bébés étaient partis et qu'elle n'était pas parvenue à les retrouver alors qu'elle les avait cherchés partout.

---

1. Ceci est dû au besoin du Type Travaillomane de prévoir et d'anticiper les pertes possibles dans sa vie.

> Le matin suivant, Claudette prend un avion pour Chicago et se rend au cimetière où sa nièce est enterrée. Elle exprime seule son chagrin. Elle ne porte plus du tout son Masque d'Attaquant.

Même si nous avons réussi à gérer une Problématique au moment d'un changement de Phase, si la vie nous présente à nouveau la même Problématique, nous devrons de nouveau la gérer. Et si d'aventure nous n'y parvenons pas, alors nous reviendrons nous installer dans la cave de cette ancienne Phase.

La bonne nouvelle est que la plupart des gens sont la plupart du temps capables de gérer des Problématiques déjà vécues auparavant de manière authentique et immédiate. Par voie de conséquence, cela leur évite le stress corrélé.

## 3. Changerai-je à nouveau de Phase ?

Quelle que soit notre Phase actuelle, elle est corrélée à une Problématique potentielle.

Si la vie me présente cette Problématique de manière significative et que je me suis autorisé à ressentir l'émotion authentique corrélée, alors je ne suis pas candidat à un nouveau changement de Phase.

Si la vie me présente cette Problématique de manière significative et que je ne me suis pas autorisé à ressentir l'émotion authentique corrélée mais plutôt l'émotion de substitution, alors je suis probablement dans un processus de changement de Phase.

Si la vie ne me présente pas la Problématique de manière significative, alors je suis au moins conscient de l'importance de la dynamique de Personnalité impliquée par ce phénomène.

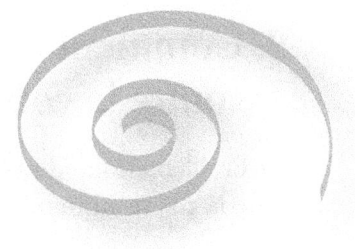

# Chapitre 12

# Les Problématiques en thérapie

Le PTM identifie la Problématique principale pour chaque Type de Personnalité. Lorsqu'une personne évite une émotion authentique, deux degrés de justification se présentent : l'un au niveau du Driver (mécanisme de défense) et l'autre dans la cave (Mécanisme d'Échec). Arrêter de mettre en place des comportements Drivers ou des Mécanismes d'Échec n'est pas la bonne manière de gérer la Problématique sous-jacente. La personne résoudra sa Problématique avec l'aide d'un thérapeute qui l'accompagnera pour gérer l'émotion authentique.

## 1. Comment le Type Travaillomane se défend contre la perte

Le PTM part du principe que la force motrice centrale pour chaque Type de Personnalité de Base est la Perception, et pour chaque Type de Personnalité de Phase la Problématique.

La Problématique de la Phase Travaillomane est la perte. Lorsqu'une personne évite la tristesse authentique, deux degrés de justification vont se présenter :

- Au niveau du Driver : « Je serai parfait et je penserai à ta place afin que tu ne sois pas blessé. »
- Dans la cave : « Je te dirai à quel point tu es stupide afin que tu penses enfin clairement. »

Décider d'arrêter de penser à la place de l'autre ou d'arrêter de le surcontrôler en le critiquant ne permet pas de gérer la Problématique sous-jacente de la perte. Le patient résoudra cette Problématique avec l'aide d'un thérapeute qui lui permettra de ressentir authentiquement sa tristesse.

## 2. Comment le Type Empathique se défend contre la colère

La Problématique de la Phase Empathique est la Colère. Lorsqu'une personne évite la colère authentique, deux degrés de justification se présentent :

- Au niveau du Driver : « Je te ferai plaisir et me suradapterai à tes besoins ; ainsi, tu ne me rejetteras pas. »
- Dans la cave : « Je dirai du mal de moi-même, je ferai des erreurs pour attirer ton attention. »

La décision d'arrêter de se suradapter ou de faire des erreurs ne permet pas de gérer la Problématique sous-jacente de la colère. Le patient résoudra sa Problématique avec l'aide d'un thérapeute qui lui permettra de ressentir authentiquement la colère.

## 3. Comment le Type Persévérant se défend contre la peur

La Problématique de la Phase Persévérant est la Peur (de ne pas être suffisamment compétent en situation de responsabilité). Quand le patient évite de ressentir la peur, deux degrés de justification se présentent :

- Au niveau du Driver : « J'attends de toi que tu sois parfait et je relèverai tes imperfections afin que tu ne vives pas de situations d'échec. »
- Dans la cave : « Je te ferai la leçon, je te menacerai et t'effraierai afin que tu comprennes à quel point ce que je te dis est important. »

La décision d'arrêter de relever les défauts des autres ou d'arrêter d'imposer ses convictions ne permet pas de gérer la Problématique sous-jacente de la peur. Le patient résoudra sa Problématique avec l'aide d'un thérapeute qui lui permettra de ressentir authentiquement sa peur.

# 4. Comment le Type Rêveur se défend contre l'autonomie

La Problématique de la Phase Rêveur est l'autonomie. Lorsqu'une personne évite de ressentir le sentiment de puissance, deux degrés de justification se présentent :

- Au niveau du Driver : « Je serai fort, je ne penserai pas et je ne ressentirai rien, afin que tu n'attendes pas de moi que je prenne des décisions. »
- Dans la cave : « Je me refermerai sur moi-même ou m'en irai, afin que tu sois obligé de me dire quoi faire. »

La décision d'arrêter le déni de ce qu'on peut penser ou ressentir, ou d'arrêter d'attendre passivement, ne permet pas de gérer la Problématique sous-jacente de l'autonomie. Le patient résoudra sa Problématique avec l'aide d'un thérapeute qui lui permettra de se sentir puissant et de prendre des décisions importantes.

# 5. Comment le Type Rebelle évite la responsabilité

La Problématique de la Phase Rebelle est la responsabilité (de ses propres émotions et comportements). Quand le patient évite de ressentir la compassion (excuse authentique), deux degrés de justification se présentent :

- Au niveau du Driver : « Je ferai des efforts afin que tu penses à ma place et que tu ne me considères pas comme redevable ou responsable. »
- Dans la cave : « On ne pourra rien me reprocher afin que ça ne soit jamais ma faute. »

La décision d'arrêter d'inviter les autres à penser pour soi ou d'arrêter de blâmer ne permet pas de gérer la Problématique sous-jacente de la responsabilité. Le patient résoudra sa Problématique avec l'aide d'un thérapeute qui lui permettra de se sentir authentiquement désolé et d'accepter la responsabilité de ses émotions et de ses actes.

# 6. Comment le Type Promoteur se défend contre le lien affectif

La Problématique de la Phase Promoteur est le lien affectif. Lorsqu'une personne évite de ressentir l'intimité authentique, deux degrés de justification se présentent :

- Au niveau du Driver : « J'attends de toi que tu sois fort, que tu te débrouilles seul, afin que tu ne dépendes pas de moi. »
- Dans la cave : « Je réécrirai à ma manière les règles de nos engagements l'un envers l'autre, afin de pouvoir te repousser avant que tu ne m'abandonnes. »

La décision d'arrêter d'inviter les autres à se débrouiller seuls ou d'arrêter de manipuler ne permet pas de gérer la Problématique sous-jacente du lien affectif. Le patient résoudra sa Problématique avec l'aide d'un thérapeute qui lui permettra de se sentir proche et intime avec autrui, en cultivant et en entretenant des relations humaines authentiques.

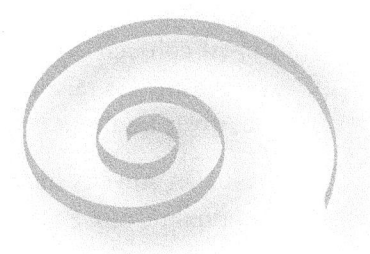

# Chapitre 13

# Le développement de la personnalité

La Structure de Personnalité est constituée de six Types de Personnalité. L'ordre séquentiel de cette structure est fixé à peu près à l'âge de 7 ans. Nous sommes probablement nés avec le Type de Personnalité de Base au premier étage, alors que l'ordre des étages 2 à 6 sera déterminé par l'éducation et l'environnement, en interaction avec le tempérament perceptuel de la Base.

## 1. Les étapes de développement et la Structure de Personnalité

Bien que nous soyons probablement nés avec un Type de Personnalité de Base, l'ordre séquentiel des cinq autres étages est influencé par l'environnement, et plus particulièrement par les interactions avec ceux qui prennent soin de nous.

Afin de comprendre comment ceci se produit, observons de plus près les Problématiques de Phase en lien avec le développement de la Personnalité.

- L'autonomie et le lien affectif sont reliés au stade du nourrisson.
- La peur et la perte sont reliées à la toute petite enfance.
- La responsabilité et la colère sont liées à la période préscolaire.

Le docteur Erickson a fait des hypothèses sur les étapes du développement, avec des problématiques et des tâches corrélées[1]. Si, à un moment de sa vie, les besoins physiques et émotionnels d'un individu ne sont pas suffisamment satisfaits, alors la « tâche » de cette étape développement ne sera pas finalisée et cette personne transportera pour le reste de sa vie des problématiques non résolues.

---

1. Erickson, Eric, *Childhood et Society*, Norton, New York, 1964.

Ceci est cohérent avec l'observation en PTM des Problématiques de Phase. Cela explique aussi la raison pour laquelle une personne « se déplace » à l'étage suivant après avoir résolu sa Problématique.

Le tableau suivant montre les étapes de développement associées aux Types de Personnalité, aux Problématiques et à l'âge[1].

| Phase | Problématique | Âge | Étape de développement |
|---|---|---|---|
| Rêveur | Autonomie | Nourrisson (0-9 mois) | Dépendance |
| Promoteur | Lien affectif | Bébé (9-18 mois) | Contact |
| Persévérant | Peur | Toute petite enfance (18-24 mois) | Confiance |
| Travaillomane | Perte | Petite enfance (24-36 mois) | Solution |
| Rebelle | Responsabilité | Préscolaire 1 (36-48 mois) | Indépendance |
| Empathique | Colère | Préscolaire 2 (48-60 mois) | Relation |

Je crois qu'à chaque étape de son développement, un enfant est confronté à la possibilité de gérer et d'intégrer la Problématique associée avec le Type de Personnalité prévu pour cela. Si la personne ne peut pas gérer cette Problématique de manière authentique et saine, elle échouera à intégrer la Problématique et à finaliser cette étape de son développement. Ceci met en place un éventuel besoin de changement de Phase plus tard dans la vie, quand cette personne arrivera à une Phase qui correspond à une Problématique irrésolue et à une étape de développement non finalisée.

---

1. Les échelles de temps sont approximatives.

# 2. Pourquoi changeons-nous de Phase ?

Nous avons observé comment les gens changent de Phase et comment identifier un patient qui vit ce processus. Je crois qu'une personne changera de Phase si elle est confrontée à une Problématique non intégrée lors des cinq premières années de sa vie et liée aux différentes étapes de développement de l'enfant.

Quand les parents et/ou des personnes significatives de l'environnement de l'enfant ne lui fournissent pas la permission de gérer les Problématiques spécifiques de son étape de développement en montrant, en faisant ou en exprimant ce qu'est une gestion authentique et saine de la situation, alors cette Problématique particulière reste irrésolue. Elle est donc susceptible de resurgir plus tard dans sa vie.

Pour paraphraser le docteur Berne : « ... À vous, tous les parents du monde ! Si votre enfant grandit et qu'il a des problèmes, ne vous sentez pas coupable. Vous avez probablement fait du mieux que vous pouviez à ce moment-là. Si votre enfant grandit et n'a aucun problème plus tard dans sa vie, ne prenez pas tout le bénéfice pour vous. »

Je crois que nous sommes nés avec notre Type de Personnalité de Base et un ordre séquentiel de nos Perceptions des étages 2 à 6. Cet ordre « naturel » des étages supérieurs est cependant assujetti à l'ordre naturel des Perceptions, à la Structure de Personnalité, à la dynamique des parents (leurs Scénarios), ainsi qu'à de nombreux autres facteurs qui constituent des situations particulières : être responsable pour un frère ou une sœur, la mort, un divorce, un désastre, une guerre, etc.

Pour chacun de nous, le premier test du changement de Phase est lié à la Problématique de notre Type de Personnalité de Base. Il est significatif d'analyser comment une personne a réussi à intégrer sa Problématique et à aller au bout de l'étape du développement associée. Les parents lui ont-ils fourni ce qui était nécessaire ? Lui ont-ils montré ou exprimé ce qui était authentique et sain par rapport à la Problématique évoquée ?

Les confrontations (tests successifs) des Phases potentielles seront déterminées par l'ordre des étages 2 à 6. Si une personne change de Phase, elle montera à l'étage suivant et se trouvera alors confrontée à une nouvelle Problématique. La réussite du test dépend du succès que nous avons eu à gérer cette Problématique lors de l'étape de développement correspondante.

# 3. Le nourrisson : Types Rêveur et Promoteur

Je crois que le changement de Phase des six Types de Personnalité est directement lié à la réussite, à la difficulté ou à l'échec d'expérimenter les étapes de développement originelles de l'être humain.

Je ne ferai pas de référence à l'étape de séparation. L'élément le plus important dans le développement émotionnel d'un enfant est sans doute que ses parents l'aident à gagner son indépendance à la fois physique et émotionnelle, c'est-à-dire protéger l'enfant physiquement et émotionnellement jusqu'à ce que l'enfant ait la capacité et la permission de se protéger tout seul. La séparation est incomplète lorsque l'individu croit toujours aux quatre Mythes.

## L'étape de la dépendance

L'étape de la dépendance correspond au nourrisson (de la naissance jusqu'à 9 mois).

- Phase : Rêveur
- Problématique : Autonomie
- Sentiment à intégrer : Puissance
- Question existentielle : Suis-je voulu ?

L'autonomie du nourrisson vient avec la conscience des comportements autodécidés. Finaliser avec succès cette étape de développement commence avec la fiabilité des personnes qui prennent soin du nourrisson et la satisfaction de ses besoins émotionnels et physiques. Cette protection et cette attention permettent au nourrisson de faire l'expérience de l'interaction avec son environnement et des résultats de cette dernière. Ici débute la formulation des décisions liées à la cause et à l'effet, qui intègrent le sentiment de puissance.

Plus tard dans sa vie, une personne en Phase Rêveur qui a réussi à finaliser son étape de dépendance sera capable de prendre des décisions importantes, personnelles et significatives. Mais bien que capable de prendre ces décisions, cette personne aura un Besoin de Solitude, préférera être stimulée et motivée de manière extrinsèque et appréciera de recevoir des directives spécifiques et claires. Ces éléments fournissent à la personne en Phase Rêveur la réponse à la question existentielle : « Suis-je désiré ? » Le temps passé à réfléchir et à s'isoler est un temps de recharge de ses batteries pour alimenter son Type de Phase.

L'échec dans la réalisation de l'étape de la dépendance d'un nourrisson peut être attribué au manque de fiabilité de son entourage et à la négligence de ses besoins basiques, par exemple un schéma répété de comportements parentaux comme ne pas le nourrir régulièrement, ne pas changer ses couches, ne pas le tenir dans ses bras…

De tels comportements sont observables dans des environnements où les gens pensent : « Ne va pas chercher un enfant qui pleure, tu vas le rendre capricieux. Trop prendre un enfant dans ses bras va le rendre dépendant. De toute façon, tous les bébés pleurent, alors apprends à ignorer ses pleurs. »

D'autres circonstances sont par exemple les mères en dépression *post partum*, ou celles avec trop d'autres enfants, celles qui ont davantage de besoins à satisfaire pour elles-mêmes et celles qui sont trop jeunes pour veiller sur leurs enfants.

Plus tard dans sa vie, une personne en Phase Rêveur sera confrontée à la Problématique de l'autonomie lorsque la vie lui imposera de prendre une décision majeure. Devant cette possibilité offerte d'être puissant et de prendre une décision importante, la personne en Phase Rêveur pourra être amenée à se débarrasser de la situation en niant à elle-même sa capacité à penser et à ressentir (premier degré : Sois Fort) et en attendant passivement (deuxième degré) en se retirant, en évitant de prendre la décision.

Pour cette personne, l'expérience vécue de l'intérieur sera sans doute : « Il me faut l'aide de quelqu'un d'autre pour prendre cette décision. »

Cette personne en changement de Phase va probablement se renfermer sur elle-même dans la solitude négative et aura très peu d'énergie, même pour prendre des décisions du quotidien. Afin de permettre ce changement de Phase, cette personne en Phase Rêveur aura besoin de reprendre contact avec sa vie pour se sentir puissante et prendre des décisions importantes de manière autonome.

### • L'étape du contact

L'étape du contact correspond au bébé (de 9 à 18 mois).

- Phase : Promoteur
- Problématique : Lien affectif
- Sentiment à intégrer : Intimité
- Question existentielle : « Suis-je vivant ? »

Créer le lien, c'est la formation de la relation entre la mère et le nourrisson au travers de contacts physiques et émotionnels fréquents et forts. Le succès de l'intégration de la Problématique du lien fournit à l'enfant l'intégration du sentiment de l'intimité.

Plus tard dans la vie, cette Problématique du lien va constituer pour une personne en Phase Promoteur la fondation permettant de définir l'intimité. Autrement dit, un adulte en Phase Promoteur qui a réussi à intégrer la Problématique développementale du lien, et donc à finaliser l'étape du contact, sera ouvert à une relation intime.

De plus, cet individu connaîtra des Besoins d'Excitation : une appétence pour beaucoup de stimulations sur une courte période de temps, des flots d'adrénaline et de frissons. Ceci fournit à une personne en Phase Promoteur la réponse à la question : « Suis-je vivant ? » Un échec à intégrer cette Problématique de la Phase Promoteur pendant l'étape du contact aura probablement pour résultat un abandon émotionnel et physique.

Les déficiences que l'on observe dans l'éducation à l'étape de la dépendance décrite précédemment, peuvent également causer des difficultés pour finaliser avec succès le développement de l'étape du contact.

Plus tard dans la vie, la personne en Phase Promoteur va probablement confronter et tester cette Problématique du lien lorsqu'elle développera de l'intimité avec quelqu'un. Cette personne s'en sortira en attendant des autres qu'ils se débrouillent tout seuls (premier degré : Sois Fort), et en manipulant (deuxième degré), par exemple en redéfinissant des contrats, en enfreignant les règles ou en arnaquant les autres.

Tout cela a pour but d'abandonner l'autre. La justification est : « Je t'abandonne avant que tu ne puisses m'abandonner. » Pendant le changement de Phase, cette personne pourra prendre de mauvaises décisions exprès pour recevoir au moins de l'excitation négative, financièrement, physiquement ou émotionnellement.

Afin d'accompagner le changement de Phase, cette personne aura besoin de ressentir et d'accepter l'offre de la proximité émotionnelle d'autrui. Ceci signifie réexaminer sa justification de vulnérabilité émotionnelle et établir des relations avec des liens intimes authentiques.

Puisque tout ceci est d'ordre relationnel, cela demande un gros effort de la part des gens qui ont été manipulés par cette personne. Ils devront alors mettre de côté les manipulations qu'ils ont subies, ne pas se laisser abandonner et refuser d'être victimisés. Ils devront se présenter de manière positive et confronter les comportements négatifs de la personne en changement de Phase, tout en faisant passer le message « Je ne t'abandonnerai pas ».

Ayant recréé et traversé à nouveau l'expérience originelle de l'abandon qui aurait dû être vécue à l'étape du contact, la personne en Phase Promoteur peut finalement aller au bout de cette étape en faisant l'expérience de l'intimité réelle. Elle changera alors de Phase vers l'étage suivant de son immeuble.

# 4. Toute petite enfance : Types Persévérant et Travaillomane

## • L'étape de la confiance

L'étape de la confiance correspond à l'enfant (de 18 à 36 mois).

- Phase : Persévérant
- Problématique : Peur
- Sentiment à intégrer : Peur
- Question existentielle : « Suis-je digne de confiance ? »

La peur, à l'étape de la confiance, est la prise de conscience qu'il existe des dangers ou des souffrances potentiels autour de soi.

La réussite de cette étape commence par l'apport des parents, qui anticipent et gèrent les besoins de sécurité environnementaux de l'enfant en pleine exploration du monde.

De telles précautions donnent à l'enfant l'opportunité de faire l'expérience des résultats de ses interactions avec l'environnement et de sa peur de l'inconnu. Pratiquement toutes les nouvelles explorations sont basées sur la foi et accompagnées par la peur. Lors de cette étape, la capacité grandissante à évaluer le danger augmente la confiance en soi, permet une compréhension du monde appropriée et permet d'intégrer la peur et ses effets. Faire quelque chose de nouveau devrait, chez chacun de nous, être plus plaisant que la peur de le faire.

Un adulte en Phase Persévérant qui a réussi à finaliser l'étape de la confiance sera conscient de sa peur et saura l'exprimer. Ce sera particulièrement important lorsque la personne a de nouvelles responsabilités envers les autres dans sa vie personnelle ou professionnelle. Elle saura admettre « J'ai peur de ne pas être parfaitement compétent pour cette nouvelle responsabilité ». Pour renforcer cette étape de confiance, les adultes en Phase Persévérant connaissent le Besoin de

Reconnaissance de leur travail et de leurs opinions comme Besoins psychologiques. Ceci apporte à la personne en Phase Persévérant la réponse à la question « Suis-je digne de confiance ? »

La réussite de l'étape de la confiance, et des étapes de développement suivantes, demande un équilibre sain dans l'éducation, afin que l'enfant ait de multiples opportunités d'expérimenter la Problématique liée pour ressentir l'émotion authentique qui l'accompagne.

Une des raisons du jeu « Bouh, je t'ai fait peur ! » est qu'il est bon pour l'enfant d'apprendre qu'il peut ressentir la peur, puis se sentir joyeux. Il apprend qu'il peut être surpris, effrayé, et ensuite se sentir bien.

Il y a plusieurs leçons importantes à apprendre à l'enfant. Une peur fréquente chez le tout-petit est celle de l'aspirateur : « Est-ce que ça va me faire mal, est-ce que ça va me manger ? »

Réponse non productive du parent : « Ne fais pas ta chochotte et viens ici. »

Réponse productive du parent : « Tu as eu peur. Parfois, nous avons peur des choses que nous ne connaissons pas. Cela ne va pas te faire mal, mais évite de le toucher si maman n'est pas là avec toi. Ça ramasse les petites choses sur le tapis, toi tu es grand donc tu ne peux pas être attrapé. De toute façon, c'est moi qui le fait fonctionner et qui choisis ce qu'il attrape. » Au fur et à mesure, l'enfant sera ainsi aidé pour gérer n'importe quelle peur du bruit ou du mouvement.

Quand la colère attaquante couvre la peur, il faudra aider l'enfant à comprendre l'émotion authentique qu'il y a derrière cette émotion de substitution.

Par exemple, le nouveau chiot de la maison s'est glissé derrière Jimmy et l'a effrayé alors qu'il était en train de construire un château avec des cubes. Jimmy se retourne et frappe le chien avec un cube. Voici une bonne occasion de mettre en place plusieurs leçons d'éducation.

Aidez-le à comprendre qu'en fait, il avait peur (derrière son attaque colérique). Dites-lui ce qui est inapproprié (« On ne frappe pas le chiot. »), et faites-lui savoir quelle serait la réponse appropriée (« Tu pourrais dire au chiot : non ! »).

Lorsque nous, parents, substituons à la peur une colère attaquante envers notre enfant, nous pouvons, si nous en sommes conscients, en profiter pour en tirer une leçon de vie : « Papa était en colère et t'a crié dessus lorsque tu as ramassé le couteau. En fait, j'avais peur que tu te fasses mal. Je n'étais pas en colère contre toi. » Ensuite, bien sûr, vous ferez la leçon sur les couteaux et leurs dangers !

Un échec à finaliser l'étape de la confiance aura généralement pour résultat des comportements parentaux surprotecteurs ou sous-protecteurs, verbalement ou de façon comportementale.

Un comportement parental surprotecteur est par exemple de ne pas autoriser son enfant à s'engager dans des activités appropriées à son âge : « Ne cours pas », « Ne fais pas de vélo », « Ne fais pas de balançoire », « Ne grimpe pas à l'arbre ». Ceci va « permettre » à l'enfant de s'accrocher physiquement à ses parents en public ou au milieu de personnes étrangères.

D'autres comportements surprotecteurs consistent à dire fréquemment « Ne fais pas... », à mettre constamment en garde (« Fais attention ! ») et/ou à prévoir des conséquences fâcheuses (« Tu vas te faire mal »). Tout ceci invite l'enfant à ressentir des peurs et des hésitations peu réalistes, décourage l'exploration et pourrait être interprété par l'enfant comme ce « qu'on attend de lui ».

Quelques exemples de comportements sous-protecteurs : ignorer un enfant curieux qui a mis une clé dans une prise électrique pour qu'il comprenne que ce n'est pas bien, le laisser jouer avec une boîte de conserve coupante trouvée dans une poubelle, le laisser descendre le dangereux escalier de la cave ou le laisser jouer près d'une piscine non sécurisée...

Se préparer à l'étape de la confiance demande de grandes qualités d'anticipation des activités potentielles de cette petite personne devenue très mobile.

Les menaces verbales sont elles aussi contre-productives : « Tu ferais mieux de m'écouter, tu sais ce qui se passe pour les méchantes petites filles, quand elles dorment... »

Bien des terreurs peuvent être régulées en reconnaissant la peur de l'enfant, puis en proposant protection et information.

Les étrangers, les animaux, les médecins, les toilettes, les créatures imaginaires et les nouvelles situations sont souvent effrayantes pour les enfants, et la réponse médiatrice peut être préparée à l'avance par le parent.

Quand le jeu est-il un jeu ? La plupart des petits Persévérants ne trouvent pas qu'être jetés en l'air ou secoués soit une expérience plaisante. Ils ont peur. Ceci peut devenir une expérience positive lorsque c'est fait avec modération et lorsque l'enfant confirme le plaisir en souriant (ou montre d'autres signes positifs).

Penser que l'enfant s'amuse juste parce qu'il crie est contre-productif et pourrait renforcer la peur négative[1].

© Groupe Eyrolles

---

1. Les Types Rebelle et Promoteur, en revanche, trouvent cela extra !

Un échec à l'étape de la confiance aura sans doute pour effet de créer un déni de la peur chez l'adulte en Phase Persévérant, en particulier de la peur de la responsabilité d'autrui (comme devenir parent ou devoir manager une équipe).

La conséquence : cette personne en Phase Persévérant verra beaucoup d'imperfections chez les autres (premier degré : Sois Parfait Parent) et imposera des croyances (deuxième degré). Son objectif sera alors de terroriser les autres afin de leur faire comprendre qu'ils doivent tout croire comme elle.

Pour finaliser et intégrer cette Problématique à l'âge adulte, la personne en Phase Persévérant aura besoin de reconnaître qu'il est possible et acceptable pour elle de ne pas être parfaitement compétente, de ressentir la peur de l'inconnu et des conséquences que cela peut avoir pour elle-même et pour les autres, au lieu de masquer cette peur avec une colère menaçante.

### • L'étape des solutions

L'étape des solutions correspond à la toute petite enfance (de 24 à 36 mois).

- Phase : Travaillomane
- Problématique : Perte
- Sentiment à intégrer : Tristesse
- Question existentielle : « Suis-je préparé ? »

Pendant l'étape des solutions, le sentiment de perte apparaît lors d'échecs dans certaines activités, au moment d'exprimer une pensée ou lors de l'expérience de la séparation vécue par le petit enfant.

Les succès de l'enfant dans sa communication ou dans ses objectifs vont suffisamment accroître sa confiance en lui pour qu'il puisse gérer les pertes et intégrer l'émotion de tristesse.

L'individu adulte en Phase Travaillomane qui est parvenu à finaliser l'étape des solutions reconnaîtra et saura exprimer sa tristesse. Les pertes peuvent comprendre la mort, les objectifs non atteints ou les désirs inassouvis. Pour renforcer l'étape des solutions, les adultes en Phase Travaillomane ressentent des Besoin de Reconnaissance du travail et de Structuration du temps. Ceci procure à la personne en Phase Travaillomane une réponse à la question « Suis-je préparé ? »

L'aboutissement positif, la réussite de cette étape, résulte de l'éducation de parents qui encouragent la réflexion et l'expression de l'enfant, et l'aident à surmonter les obstacles, quitte à l'autoriser à échouer parfois, à ressentir la tristesse de l'échec ou de la perte et à pleurer. Les parents doivent prendre soin d'autoriser leur enfant à franchir des obstacles appropriés à son âge, afin qu'il ressente davantage le plaisir du succès que l'inconfort de l'échec.

Lorsque l'enfant reste frustré de ses échecs ou n'a pas reçu suffisamment d'opportunités d'échouer (et n'a donc pas pu être confronté à la Problématique de la perte tôt dans sa vie), la Problématique n'est pas intégrée. Cet échec à intégrer la Problématique se produit également lorsque l'enfant confronté à une perte et souhaitant exprimer une tristesse naturelle (pleurer) n'a pas été autorisé à exprimer son chagrin.

L'échec à finaliser cette étape de développement est souvent dû à une éducation trop *sauveteuse* (en faire trop pour l'enfant) ou à une éducation de prohibition (trop d'interdits).

Par exemple, lorsque la maman laisse pour la première fois l'enfant à la garde de quelqu'un d'autre, elle ne devra en aucun cas supplier l'enfant de se calmer, acheter ses larmes, mépriser sa tristesse (« les grands garçons ne pleurent pas… ») ou filer à l'anglaise. Au lieu de ça, elle doit offrir de l'empathie en reconnaissant le sentiment de tristesse de l'enfant, et le quitter sur un « Je reviens bientôt ». Autoriser l'enfant à pleurer lui permet de boucler le cycle du chagrin de manière naturelle lors du retour de sa mère. Interrompre ce cycle de chagrin par de la surprotection risque d'amener l'enfant à penser que ce sont ses pleurs qui ramènent sa mère.

Lucie est une mère seule de Base Empathique. Elle décide de travailler afin de subvenir aux besoins de son petit Antoine. Alors qu'elle le quitte pour la première fois pour se rendre au travail, Antoine ne parvient pas à s'arrêter de pleurer.

Lucie se sent particulièrement mal. Elle est déchirée par la culpabilité. Elle doit subvenir aux besoins financiers de sa famille, mais son instinct maternel la pousse à rester avec l'enfant. Elle croit que la tristesse que ressent son fils est de sa faute. Elle est susceptible d'internaliser qu'elle est probablement une mauvaise mère.

Lucie est en train *d'acheter* l'un de nos quatre Mythes en y succombant d'une manière suradaptée (Type Empathique sous stress). Elle décide donc qu'elle doit rester à la maison pour « faire en sorte qu'Antoine se sente bien ». Il est ironique de constater que ceci fait rater à son enfant l'occasion d'intégrer la Problématique du chagrin et de la perte.

Plus tard dans sa vie, si Antoine a une Base (ou est dans une Phase) Travaillomane, il n'aura donc jamais pu résoudre la Problématique de la perte. Puisque la première fixation lorsqu'il était enfant était la séparation (la perte de l'être aimé), il va probablement choisir la personne dont il tombera amoureux en *sachant* inconsciemment qu'elle ne restera pas avec lui et/ou qu'il la repoussera.

La résolution de cette Problématique demandera à l'Antoine adulte d'accepter la perte avec l'émotion qui l'accompagne : la tristesse qu'il lui faudra ressentir. Lorsqu'il le fera, cela déclenchera le processus de changement de Phase vers l'étage suivant de son immeuble.

# 5. L'âge préscolaire : Types Rebelle et Empathique

## • L'étape de l'indépendance

L'étape de l'indépendance correspond à l'âge préscolaire 1 (36 à 48 mois).

- Phase : Type Rebelle
- Problématique : Responsabilité
- Sentiment à intégrer : Excuse
- Question existentielle : « Suis-je acceptable ? »

La responsabilité, à cette étape, signifie accepter de se sentir responsable, à la fois pour nos émotions et pour nos actes.

Réussir cette étape commence par les interactions sociales. Cela demande également une compréhension des effets et des causes, c'est-à-dire une intégration du concept de la culpabilité saine (la responsabilité) ainsi que du sentiment de notre responsabilité (l'implication) dans nos actes négatifs.

Avec une intervention parentale appropriée à chaque fois que l'enfant montre des comportements sociaux positifs, et une confrontation avec les conséquences associées face au comportement négatif, l'enfant de Phase Rebelle dans sa période préscolaire aura la possibilité d'intégrer et d'exprimer ses excuses authentiques.

L'adulte en Phase Rebelle qui a réussi à intégrer cette Problématique et qui a finalisé son étape de l'indépendance acceptera les blâmes et exprimera des regrets. Il acceptera également la responsabilité de son propre bien-être.

Pour renforcer cette étape d'indépendance, les personnes de Type Rebelle ont le Besoin psychologique de Contact. Ceci fournit à la Phase Rebelle la réponse à la question : « Suis-je acceptable ? »

Le premier degré de stress pour le Type Rebelle est un Driver Fais des Efforts. L'enfant en fait l'expérience au travers d'un Mythe : « Tu es supposé penser et agir à ma place pour me faire me sentir bien. »

Le comportement de deuxième degré de stress est le blâme. La dynamique de mythe est très probablement : « Tu ne m'as pas fait me sentir suffisamment bien, donc c'est de ta faute si je me sens mal et je vais te faire te sentir mal toi aussi ! »

L'échec dans cette étape est souvent le résultat d'une éducation au cours de laquelle les parents ont renforcé le Mythe « faire se sentir mal » de l'enfant. Ceci inclut ne pas l'autoriser à entreprendre tout seul des tâches appropriées à son âge, ou encore donner des réponses à sa place sur des sujets qu'il aurait pu gérer seul.

La clé pour aider un enfant à prendre la responsabilité de ses actions et de ses émotions est de se concentrer sur les Mythes. Comment pouvons-nous attendre d'un enfant qu'il soit responsable de ses émotions, et aussi des nôtres ? Si nous pouvons faire en sorte que quelqu'un se sente bien ou mal émotionnellement (la croyance du Type Rebelle sous stress), alors comment pouvons-nous attendre d'une personne Type Rebelle qu'elle assume la responsabilité de ses propres comportements et de ses émotions, d'en être désolé et de les changer ?

Le deuxième degré de stress n'aboutit qu'à renforcer davantage les comportements négatifs chez le Type Rebelle. Une erreur fréquente des parents de Type Persévérant et Travaillomane est de menacer les Types Rebelle. Ceci est encore aggravé lorsque c'est fait au deuxième degré, dans l'attaque frustrée. Cette frustration est alors considérée comme un Bénéfice final par le Type Rebelle sous stress : « Ah ah, je t'ai fait te sentir mal, exactement comme tu m'as fait mal. »

Ainsi, les parents montreront qu'ils sont les premiers à assumer la responsabilité de leurs émotions négatives et n'inviteront pas l'enfant à penser qu'il est responsable de leur frustration. C'est pourquoi il est si important pour les parents de Type Travaillomane de gérer leur propre colère frustrée en s'autorisant à ressentir la tristesse sous-jacente, comme il est important pour les parents de Type Travaillomane de gérer leur propre colère menaçante en acceptant de ressentir l'émotion de peur.

L'intégration de cette Problématique implique de se sentir authentiquement désolé de nos comportements négatifs. Ceci passera par une éducation où les parents cesseront d'en faire trop. L'enfant Rebelle se sentira accepté de manière inconditionnelle et pourra intégrer suffisamment d'estime de soi (amour de soi) pour se faire sentir bien lui-même.

## • L'étape de développement des relations

L'étape de développement des relations correspond à l'âge préscolaire 2 (de 48 à 60 mois).

- Phase : Empathique
- Problématique : Colère
- Sentiment à intégrer : Colère
- Question existentielle : « Suis-je aimable ? »

La colère, à cette étape, correspond à l'expression authentique d'un malaise extrême face au comportement de l'autre, sans attaque, sans blâme et sans auto-dénigrement. Réussir cette étape commence par une éducation parentale saine, modélisant et acceptant la colère.

La personne en Phase Empathique qui a réussi à intégrer la Problématique saura accepter et exprimer sa colère, en sachant que celle-ci est essentielle pour construire une véritable intimité avec les autres. Pour renforcer cette étape, les personnes de Type Empathique ont le Besoin psychologique de Reconnaissance en tant que personne et les Satisfactions sensorielles. Ceci fournit à la personne en Phase Empathique la réponse à la question : « Puis-je être aimé ? »

Pour les enfants de Base Empathique (comme pour n'importe quel enfant), un développement émotionnel réussi induit une éducation au travers de trois étapes :

- la prise de conscience ;
- l'expression ;
- l'action.

### a) Prise de conscience

Un petit Empathique se dirige vers sa maman en sautant dans tous les sens, les poings serrés et en hurlant. « Tu devrais avoir honte », lui reproche sa mère en mettant son Masque Attaquant. Ce petit Empathique n'est pas en train de recevoir des informations de valeur pour prendre conscience de sa colère…

Trente ans plus tard, en session avec son thérapeute, on lui demande de raconter la dernière fois qu'il fut en colère après ses parents. Il répondra probablement : « Je n'ai jamais été en colère après ma mère ou mon père de toute ma vie. »

Au lieu de ressentir sa colère, cette personne ressent de la honte, un sentiment intense de culpabilité, pas de ce qu'elle a fait mais plutôt de qui elle est. Son traitement tentera de l'aider à prendre conscience de sa colère.

Les parents peuvent aider leurs enfants à prendre conscience de leurs émotions en faisant le lien entre le comportement physique et l'émotion. Au petit Empathique en colère, nous dirons : « Ouh la ! Tu es très en colère ! » Maintenant, l'enfant sait qu'il est en colère lorsqu'il montre ce type de comportements.

## b) Expression

Un autre petit Empathique crie à son père « Je te hais, je te hais ! » Cet enfant est clairement conscient de sa colère.

Au travers d'un Masque Attaquant, son père le prévient : « Arrête ça tout de suite, mon petit. Tu sais que quand tu parles ainsi, ta mère est malheureuse et elle est assez déprimée comme ça. File dans ta chambre et quand tu auras retrouvé le sourire et que tu sauras enfin te comporter convenablement, tu pourras redescendre avec nous dans le salon. »

Ce petit Empathique va probablement prendre la décision inconsciente suivante : « La colère peut faire du mal à ma mère et je peux la rendre encore plus déprimée. Alors, à chaque fois que je suis en colère, je mettrai sur mon visage un beau sourire joyeux et comme ça je ne ferai de mal à personne. Ainsi, mes parents ne m'enverront plus dans ma chambre… Ils ne me rejetteront plus. »

Nous obtiendrons là un patient adulte de Type Empathique qui pleure ou qui rit quand il est en colère. Cette personne vit un conflit interne douloureux. Elle est en colère contre quelqu'un et réagit pourtant de la même manière depuis des années. C'est ce qu'elle a décidé de mettre en œuvre, consciemment ou inconsciemment, des décennies auparavant. Cette personne croit toujours qu'elle peut faire du mal à quelqu'un en montrant sa colère, alors elle la ravale et l'internalise : « Je préfère faire du mal à moi-même plutôt qu'à quelqu'un d'autre. »

Ce schéma de vie consistant à internaliser la colère aboutira inévitablement à une dépression. De plus, ce comportement victime invite, appelle, et bien souvent reçoit des comportements persécuteurs.

Et pourtant, des personnes de Type Empathique en changement de Phase geindront : « Pourquoi ne puis-je trouver de personnes pour m'aimer ? N'y en a-t-il plus aucune ? » Une réponse parentale saine à « Je te déteste » est : « J'entends que tu es très en colère après moi, alors je t'écoute. C'est OK de me dire que tu es en colère après moi. » À la suite de cette déclaration, le parent veillera à ne montrer aucun signe de Geignard, Attaquant ou Blâmeur qui viendraient saboter la permission (c'est OK d'être en colère). Par la suite, continuer à montrer de l'amour et de l'acceptation montrera à l'enfant que l'expression de la colère permet de l'évacuer et que personne n'est blessé. « Maman et papa m'aiment toujours et moi je me sens mieux. »

### c) Action

> Depuis plus d'une heure, un enfant suit patiemment sa mère qui fait du shopping. Au moment de payer, la file d'attente semble infiniment longue. Le petit garçon montre son impatience en tirant la jupe de sa mère, qui répond : « Plus tard, maman est occupée. » Toujours insatisfait, l'enfant continue à la provoquer, et la pince.

Une manière efficace de gérer les gestes inappropriés est de dire à l'enfant ce qui n'est pas acceptable. Tout comme chez les adultes, si nous attendons d'un enfant qu'il cesse quelque chose de négatif, il faudra lui offrir à la place quelque chose de positif.

L'échec de cette étape résulte dans la croyance que « Ma colère est si puissante qu'elle peut faire du mal aux autres et provoquer mon rejet. » Une personne en Phase Empathique pourra donc se suradapter (premier degré : Fais Plaisir) et faire des erreurs involontaires (deuxième degré) pour inviter et recevoir le Masque Attaquant de l'autre.

L'intégration aboutie de cette Problématique demande la prise de conscience et l'expression de la colère sans attaque, sans blâme et sans autodénigrement.

# 6. L'œuf ou la poule ?

Il apparaît, au fil des observations et des histoires personnelles, que l'échec à finaliser une étape de développement induit que celle-ci sera revisitée et à nouveau confrontée si une personne traverse une Phase corrélée plus tard dans sa vie.

Cependant, une question demeure : qu'est-ce qui détermine l'ordre de la Structure de Personnalité des étages 2 à 6 ?

On peut offrir ici plusieurs hypothèses tangibles. Parmi les questions à considérer :

- Puisque nous naissons avec un Type de Base, est-ce que la réussite d'une étape de développement relègue le Type de Personnalité associé à un étage plus élevé ?
- Quelle est l'influence globale sur notre Structure de ceux qui ont pris soin de nous ?
- Est-ce que l'échec à finaliser une étape de développement placera le Type de Personnalité corrélé plus bas dans la Structure de l'immeuble ?
- Y a-t-il des degrés de réussite ou d'échec des étapes de développement, qui fixent ou modifient la Structure de Personnalité au-dessus de la Base ?
- Y a-t-il des événements liés aux étapes de développement qui forcent un Type de Personnalité associé à devenir le deuxième étage ?

Chacune de ces questions a besoin d'être posée et invite à davantage de recherche.

# Chapitre 14

# Sélectionner un modèle de traitement adapté à la Base et à la Phase du client

Quels que soient la Structure de Personnalité du client et le choix des modalités de traitement, une observation du processus par le thérapeute est cruciale. La plupart des modèles mis au point par des thérapeutes de pointe sont des projections de leur propre Structure de Personnalité. Base ou Phase.

La valeur de bien des modèles de thérapie ne tient pas à leur aspect universel (même chose pour tout le monde) mais plutôt à leur compatibilité entre la Structure de Personnalité du thérapeute et la Base et la Phase de leur client.

## 1. Docteur Aaron Beck : la thérapie cognitive (TC)

La thérapie cognitive[1] (TC) débuta dans les années soixante, quand le docteur Aaron Beck essaya de prouver que la dépression n'était autre qu'une colère tournée contre soi-même.

La TC cherche à identifier et à modifier les manières de penser *distordues* ou non réalistes, et donc à influencer les émotions et les comportements. On apprend aux clients à observer leurs propres humeurs et à prendre conscience des pensées qui les accompagnent. On estime que la TC touche à sa fin lorsque le client cesse de sauter vers ses vieilles conclusions et commence à la place à considérer logiquement ce qui lui arrive, pour faire la différence entre le vrai et le faux. Il apprend ainsi à utiliser les outils pour prévenir ou ralentir le danger d'une rechute.

---

1. Beck, Aaron, Cognitive Therapy and the Emotional Disorders, Meridian, New York, 1967.

### • Base

En terminologie PTM, la thérapie cognitive serait la bonne stratégie thérapeutique avec des personnes de Base Travaillomane, ou avec toute personne présentant un étage Travaillomane important. Un moyen simple de tester l'utilité de cette méthode en Process Thérapie serait de vérifier si le client répond à d'autres Perceptions, ou s'il montre des Drivers de premier degré de stress lorsque le thérapeute propose un Canal Interrogatif et la Perception Pensée.

### • Changement de Phase

La Process Thérapie observe qu'une personne en changement de Phase Travaillomane doit être encouragée à ressentir sa tristesse et à l'exprimer. Tout autre Type de Phase présente aussi sa propre émotion. Cependant, une personne en Phase Travaillomane (et non en changement de Phase) appréciera probablement une approche thérapeutique cognitive, puisque celle-ci recourt à l'observation factuelle et nourrit ainsi le Besoin psychologique de Reconnaissance du travail (des idées).

# 2. Docteur Carl Rogers : la thérapie Rogérienne (TR)

La thérapie Rogérienne[1] est centrée sur la personne. Le docteur Carl Rogers part du principe que n'importe quel client peut améliorer son état sans avoir besoin d'un enseignement ou d'un thérapeute particuliers, sous réserve qu'il se respecte et qu'il s'accepte. Le docteur Rogers pense qu'un thérapeute efficace se doit de posséder trois qualités spécifiques :

- la Congruence : l'authenticité et l'honnêteté avec son client ;
- l'Empathie : la capacité à ressentir ce que le client ressent ;
- le Respect : l'acceptation du client et un regard positif inconditionnel sur lui.

---

1. Rogers, C.R., « A theory of therapy, personality et interpersonal relationships, as developed in the client-centered framework », *Psychology: A Study of science*, 184-256, S. Koch (ed), New York, McGraw Hill, 1959.

### • Base

La thérapie Rogérienne serait le modèle à choisir pour *connecter* avec les personnes de Base Empathique, en leur offrant le Canal Nourricier et la Perception Émotions.

Cette approche nourrit également le Besoin de Reconnaissance en tant que personne des clients en Phase Empathique (qui ne sont pas en processus de changement de Phase).

### • Changement de Phase

La Process Thérapie observe qu'une personne en changement de Phase Empathique doit être encouragée à exprimer la colère authentique. N'importe quel autre Type en changement de Phase présenterait de même sa propre Problématique. Un thérapeute Rogérien est capable de différencier les émotions authentiques des émotions de substitution. Il soutiendra donc l'expression de l'émotion authentique.

Le thérapeute veillera à ne pas proposer cette méthode trop rapidement, car cinq des six Types de Personnalité de Base n'apprécient pas le Canal Nourricier avec la Perception Émotions.

## 3. Docteur Albert Ellis : la thérapie des comportements rationnels émotifs (REBT)

Le docteur Ellis pense que la clé des dysfonctionnements d'un client est son système de croyance. Il soutient que les problèmes comportementaux émotionnels et cognitifs sont le résultat direct de croyances et de philosophies irrationnelles chez un individu.

Le rôle d'un thérapeute, selon la théorie d'Albert Ellis[1], est d'aider un client à identifier les éléments irrationnels auxquels il croit profondément, puis de lui montrer comment ces croyances débouchent sur des problèmes émotionnels. Pour finir, il lui restera à apprendre à son client comment modifier ses croyances sans avoir besoin d'être aimé ou accepté en retour.

---

1. Ellis, Albert et Dryden, Windy, *The Practice of Rational Emotive Behavior Therapy*, Springer, New York, 2007.

Cette approche thérapeutique utilise des méthodes d'expression expérimentales et les techniques comportementales. Elle ne cherche pas à aider le client à ressentir ou à se sentir mieux, mais plutôt à l'aider à bâtir un système de croyances rationnel qui aboutira à un comportement qui ne sera pas dysfonctionnel ou nuisible pour lui.

### • Base

Dans un cadre de référence PTM, il est clair que le docteur Ellis voit le monde au travers des croyances. Sa méthode thérapeutique permettra naturellement un contact efficace avec les personnes de Base Persévérant, mais sera probablement inefficace avec de nombreux autres Types de Personnalité, en particulier avec les personnes de Base Empathique. Encore une fois, la confirmation de l'efficacité de cette méthode est simple : observer seconde par seconde le succès du Canal et de la Perception associés, ou l'apparition d'une résistance sous la forme d'un Driver.

### • Changement de Phase

Si le client n'est pas en processus de changement de Phase, alors des conversations et des clarifications philosophiques liées aux croyances peuvent nourrir le Besoin psychologique en Phase Persévérant (Reconnaissance des opinions). Si le client est en processus de changement de Phase, alors la Process Thérapie observe qu'il est nécessaire de ressentir la peur authentique. Il n'est pas suffisant de juste identifier le besoin de ressentir la peur, de rester sur la logique qu'il y aurait à la ressentir ou encore de seulement comprendre le comportement irrationnel qui lui est associé. Vivre l'émotion est crucial.

## 4. Docteur Fritz Perls : la Gestalt Thérapie (GT)

La Gestalt Thérapie[1] fut cofondée par Fritz Perls, Laura Perls et Paul Goodman au début des années cinquante. Elle insiste sur la responsabilité personnelle et se concentre bien davantage sur le processus (ce qui est en train de se produire), que sur le contenu (ce qui est en train d'être dit ou discuté). Elle insiste sur ce qui est en train d'être fait, pensé et ressenti sur le moment, plutôt que sur ce qui fut, ce qui serait ou ce qui pourrait ou devrait être.

---

1. Perls, Fritz, Hefferline, Ralph et Goodman, Paul, « Gestalt Therapy: Excitement et Growth in Human Personality », *The Gestalt Journal Press*, Highlet, New York, 1994.

La Gestalt Thérapie est donc une thérapie de conscience de soi au travers de laquelle *percevoir, ressentir* et *agir* s'entendent comme différents d'*interpréter* d'*expliquer* et de *juger* en utilisant des attitudes passées. Le client découvre par sa propre expérience comment prendre conscience de ce qu'il est en train de faire psychologiquement, et comment il peut changer ça. La dynamique la plus commune pour résoudre cette Problématique consiste à faire émerger la partie dominante et la partie soumise du client, qui ne s'apprécient pas l'une et l'autre.

L'objectif de la Gestalt Thérapie est de permettre au client de s'éveiller créativement à la vie et de se libérer de son stock de Problématiques non résolues qui pourraient diminuer sa satisfaction optimum, son autoréalisation et son développement.

### • Base

Vous aurez deviné d'après ces quelques lignes que Fritz Perls avait une Base Rebelle et que sa Gestalt Thérapie s'adresse à des personnes de Base Rebelle ou avec une Phase Rebelle (en changement de Phase ou pas). Les thérapeutes de Base Rebelle doivent être prudents et veiller à activer avant toute chose pour chaque client le processus correspondant à leurs Canaux et Perceptions.

Prenons un moment pour extrapoler : la Gestalt Thérapie n'insiste pas sur *les faits* qui se sont produits (thérapie cognitive, adaptée aux personnes de Base Travaillomanes), ou sur *la conviction* de ce qui devrait être (thérapie des comportements rationnels émotifs, adaptée aux personnes de Base Persévérant). Elle ne se concentre pas non plus sur l'interprétation, l'explication ou l'évaluation en utilisant des données du passé ou des attitudes anciennes. La Gestalt Thérapie se concentre sur *la responsabilité pour soi*. En Process Thérapie, c'est justement ce que nous savons être la Problématique du Type Rebelle. Ce sont les clients qui doivent faire émerger par l'expérience leur propre « Eurêka j'ai trouvé ! ».

Même hors stress, le Type Rebelle n'apprend pas des autres mais doit faire l'expérience par lui-même. La technique dominant/soumis permet au client de Type Rebelle d'accomplir de nombreuses choses. Elle utilise des mouvements, des exercices gestuels qui plaisent au Type Rebelle de par sa nature *kinesthésique*. Cela permet de contourner les transferts négatifs et les jeux « Oui, mais… », tout en redirigeant le blâme vers le client à l'écoute de son propre dialogue intérieur. Rappelons que les Perceptions inhérentes au Type Rebelle sont les Réactions.

Dans une interview de Fritz Perls, Adelaide Bry commence en posant la question : « Qu'est-ce que la Gestalt Thérapie ? » (Canal Interrogatif, Perception, Pensées factuelles). Fidèle à son Type Rebelle, le docteur Perls ne répond pas dans le même Canal, mais plutôt dans ses Réactions (son langage perceptuel) : « Discuter, parler, expliquer, c'est pas réel pour moi. J'ai horreur d'intellectualiser. Pas vous ? »

Il clarifie ainsi qu'il n'est pas sur le point de parler de Gestalt Thérapie, mais de faire faire à Adelaide l'expérience de la Gestalt Thérapie (« Pas vous ? » = aimer ou pas aimer…), parce que ceci est l'essence de son modèle.

### • Changement de Phase

Les personnes en Phase Rebelle qui font l'expérience d'un changement de Phase auront besoin d'intégrer que, derrière le blâme qu'ils expriment, se trouve le besoin de se pardonner, de s'aimer soi-même, de ressentir des regrets authentiques.

Alors, la Gestalt Thérapie pourra être une approche particulièrement efficace.

Pour chaque autre Type de Personnalité en changement de Phase, le thérapeute gestaltiste peut faciliter la découverte de l'émotion authentique et les aider à gérer leur Problématique.

Rappelons que pour la personne en Phase Empathique *Victime*, cette émotion authentique est la colère. Pour les personnes en changement de Phase Travaillo-mane ou Persévérant *Persécuteur*, ces émotions authentiques sont respectivement la tristesse et la peur. Pour le client en changement de Phase Rêveur *Victime*, l'émotion authentique est le sentiment de puissance. Et pour le client en change-ment de Phase Promoteur, vindicatif et manipulateur, cette émotion authentique est le lien affectif intime.

# 5. Docteur Ogden Lindsley : la thérapie comportementale

La thérapie comportementale fut mise au point par Ogden Lindsley. Elle insiste sur les aspects psychologiques pouvant être étudiés scientifiquement en observant les comportements ouvertement visibles, sans avoir à discuter les états mentaux internes.

Tout ce que les gens font, y compris agir, penser et ressentir, est alors considéré comme un comportement.

Le comportementaliste (*behaviorist*, en anglais) affirme que toutes les théories devraient avoir une démonstration observable et qu'il n'y a pas de différence philosophique entre les processus visibles publics (comme les actions) et privés (tels que les pensées et les émotions).

### ● Base

Les clients de Base Rêveur ouverts au Canal Directif et aux Perceptions Inactions peuvent se montrer particulièrement ouverts à la thérapie comportementale.

### ● Changement de Phase

Les personnes en changement de Phase Rêveur peuvent également obtenir de bons résultats avec des renforcements positifs continus de leurs modifications de comportements au fil de la thérapie.

# 6. Docteur Martin Groder : le programme Asklepieion

En 1969, au sein de la prison de haute sécurité américaine de Marion dans l'Illinois, le docteur Groder combina l'Analyse Transactionnelle et le jeu Synanon dans le programme Asklepieion[1].

Trois principes de base sous-tendent ce travail :

- gagner pour soi-même dépend du fait que les autres doivent également gagner ;
- gagner à titre personnel est plus facile dans une société qui fonctionne bien et obtient une participation productive de tous ses membres ;
- réfléchir et prévoir est nécessaire pour prendre le contrôle de sa propre vie[2].

La communauté organisée par Martin Groder consistait en un groupe de criminels qui s'étaient engagés dans la pensée positive, l'économie des *strokes*, le développement et le changement. Tout comportement grossier ou négatif (jeu

---

1. Groder, Martin, « Asklepieion: An Integration of Psychotherapies », *Transactional Analysis After Eric Berne*, Harper et Row, New York 1977.
2. Ces trois principes de base sont le contre-pied exact de la dynamique des Promoteurs sous stress : abandon, impulsivité et échec.

d'argent, port d'arme, bagarre, etc.) était confronté. Chaque jour, une heure était consacrée à l'apprentissage de l'Analyse Transactionnelle et deux heures au jeu.

Quelqu'un était accusé, à tort ou à raison. L'individu accusé devait s'asseoir au milieu du groupe et répondre clairement (plutôt qu'*intelligemment*) aux accusations et aux confrontations agressives émises par deux douzaines de détenus[1].

L'issue positive (victoire) pour le détenu joueur était obtenue lorsqu'il était honnête, ouvert et OK. Tout le monde était impliqué dans le jeu, à la fois comme thérapeute et comme patient. Au bout des deux heures, toute émotion négative était exprimée et gérée en même temps.

La finalité de l'exercice consiste dans le partage et l'appréciation des émotions positives des participants entre eux[2]. Le docteur Groder nous expliquait, à nous, les visiteurs, que rien de ce que lui et d'autres avaient tenté jusque-là avec les détenus n'avait fonctionné. Il savait que la récompense positive (bonus) avait un grand mérite, puis il nous l'a expliqué :

« Un jour, j'ai pigé, suivez le *flow* ! » Il se leva, se dirigea vers le tableau noir et dessina deux montagnes avec une vallée au milieu. Pointant du doigt la vallée, il nous dit : « Voici Nevrotic City, où habitent des beaufs qui sont de 9 heures à 17 heures dans un bureau. Vous ne pourrez pas transformer les gens de cette prison en névrosés de la vallée. » Puis, en pointant d'un sommet à l'autre, il poursuivit : « Vous transformez le petit malin en clairvoyant, vous transformez l'arnaqueur en entrepreneur, c'est comme ça qu'ils retrouveront leur place dans la société. »

La recherche PTM a confirmé l'intuition du docteur Groder : le Type Promoteur a besoin d'excitation – une grande quantité de stimulations sur une courte période de temps. Un grand pourcentage des détenus est de Base ou Phase Promoteur ; ils ont commis des crimes à cause de ce besoin irrépressible d'excitation traduit négativement.

Le jeu procurait de l'excitation positive ; pas étonnant que le docteur Groder ait eu tant de succès. Si les détenus de Type Promoteur ne reçoivent pas d'excitation positive, ils trouveront un moyen de nourrir leur Besoin d'Excitation négativement par le jeu, la menace, le port d'armes, la bagarre, etc.

---

1. Un environnement carcéral est idéal pour fournir de l'excitation positive du Type Promoteur.
2. Ceci apporte de l'intimité aux changement de Phase Promoteur.

Et en terminant le jeu avec des effusions très chaleureuses, le docteur Groder renforçait le lien positif et l'intimité authentique entre les détenus. En fait, le taux de récidive pour les gagnants du jeu descendit à 12 %[1].

Pendant six mois, j'ai passé un samedi par mois en visite à la prison, pour assister au jeu thérapeutique.

Une seule visite à la communauté était acceptée. Dès la visite suivante, une implication, c'est-à-dire une participation au jeu, était exigée. Je peux vous dire que le jeu n'est pas pour les fragiles du cœur. C'est un sacré rush d'adrénaline, de se faire allumer par de dangereux détenus qui se tiennent à un mètre de votre visage !

« Toi, l'étudiant, tu t'assois là ! » Mon cœur commença à battre la chamade, mais je mis mon visage souriant, celui qui dit : « J'espère que vous m'aimez bien. » J'avais 26 ans, je travaillais sur mon doctorat et j'étais Travaillomane en Phase Empathique. Je voulais bien sûr m'assurer que tout le monde comprenais que je voulais prendre soin des autres.

« Toi qui es si malin, dis-nous ce qu'est l'amour. » En voulant les impressionner, je répondis (comme vous l'auriez prévu) depuis ma Base, puis ma Phase : « Je pense que l'amour, c'est lorsqu'on tient à l'autre plus qu'on ne tient à soi-même. » Satisfait de ma réponse, j'attendis leur approbation. J'en fus pour mes frais…

« Hé, toi, t'es un Charlot ! T'es un sauveur, pas vrai ? T'es un de ces ramollos qui diront pas à leur ami quand il a trop bu, tu vas lui causer mais tu lui piqueras pas ses clés de bagnole. Que du blabla, pas d'action ! »

« Charlot ! Charlot ! Charlot ! » Ils se mirent à chanter, et le jeu était lancé.

Ils avaient rapidement, et à raison, évalué que j'avais encore un travail à faire avec mon côté sauveteur (prendre soin des autres plus que nécessaire). Ils m'ont confronté et ils m'ont conduit à une meilleure conscience de moi et à une pensée claire de ce que je me devais d'envisager différemment dans l'avenir.

Un très bon moment de thérapie, par des thérapeutes talentueux.

Je ne me suis jamais senti si proche, si rapidement, d'un groupe d'étrangers que lorsque je terminai mon jeu et qu'ils me dirent comment ils m'avaient trouvé, comment ils avaient trouvé le travail que j'avais fait avec eux. Étreignant chacun d'eux, je me suis senti intime avec des hommes qui étaient plus libres dans la communication OK que ceux qui sont parmi nous, prisonniers de nos propres

---

1. Loria, Bruce, *Personal communication*, 2008.

Mythes. Mes clients de Base Promoteur ou en changement de Phase Promoteur bénéficieraient de ce type de thérapie de groupe confrontationnelle, qui fournit à la fois de l'excitation et du soutien affectif.

# 7. Gloria

La Process Thérapie propose un processus grâce auquel les thérapeutes peuvent utiliser leurs propres techniques et approches, de manière individualisée, adaptées à chacun de leur patient, en quelque sorte *customisées*.

En d'autres termes, le traitement dépend de la Structure de Personnalité du client, et non d'une approche thérapeutique que le thérapeute aurait choisie comme spécialité.

Le film *Gloria*[1] démontre de superbe manière l'importance du processus. Une jeune femme s'entretient tour à tour avec le docteur Rogers, le docteur Elis et le docteur Perls. On demande ensuite aux trois thérapeutes d'évaluer si leur approche avec Gloria était la bonne. Puis on demande à Gloria son ressenti sur chacune des sessions. Les résultats furent remarquablement prévisibles, mais permettez-moi d'abord de vous offrir un bref résumé.

Il n'est pas rare d'avoir un penchant naturel pour un modèle de traitement, même pour nous, les thérapeutes. Après tout, ceux d'entre nous qui ont trouvé l'approche de Rogers la plus intéressante, le ressentent probablement parce qu'ils ont de la compassion pour les autres et qu'ils souhaitent accepter l'autre de manière inconditionnelle. Pourquoi est-ce que n'importe quel patient n'apprécierait-il pas de telles permissions, protections et attentions authentiques ? Dans ma vie, j'ai beaucoup ressenti d'affection pour les autres et j'ai beaucoup moi-même souhaité être inconditionnellement accepté. Probablement que les autres ressentent la même chose que moi.

Les thérapeutes qui pensent que la méthode du docteur Ellis est la plus efficace pensent probablement cela parce qu'ils ont des opinions très tranchées sur ce qui est important, et ils veulent aider les autres à clarifier (décontaminer) leurs convictions. Pourquoi un client ne tirerait-il pas un grand bénéfice de voir confronter ses croyances irrationnelles, particulièrement celles qui aboutissent à des problèmes émotionnels ? Et cela sans que le client ait besoin d'être accepté ou aimé ; est-ce possible ?

---

1. Shostrom E.L., *Three Approaches to Psychotherapy I, II, and III*, Psychological Films, 1965.

Si toute ma vie j'ai eu des opinions tranchées, que j'ai souhaité que les personnes de mon entourage accordent de la valeur à mes positions, alors très certainement les autres savent comme moi que leurs émotions et leurs comportements sont *conditionnés* par leurs croyances.

Les thérapeutes qui ont adoré la Gestalt Thérapie et la *manière* dont le docteur Perls l'applique, veulent probablement que personne ne leur dise quoi penser ou quoi faire. Ils souhaitent faire l'expérience par eux-mêmes. Et ils préfèrent que le patient mène son combat tout seul, se retirent et laissent le chien soumis et le chien dominant se battre et trouver la solution. Alors, le patient découvre à quel point il est libre et vivant.

Si toute ma vie j'ai souhaité être indépendant et libre, et que j'ai trouvé pour moi-même le secret, alors les autres feront certainement aussi l'expérience de la satisfaction optimum de la réalisation et découvriront que le développement vient en s'assumant par soi-même. Prenons nos responsabilités personnelles.

Au moment de sa thérapie, je pense que Gloria était en Base et en Phase Empathique, mais en plein changement de Phase. Pourquoi ?

Je la voyais se suradapter avec un Driver Fais Plaisir au premier degré de stress, puis montrer un Masque Geignard de Victime dans son comportement au deuxième degré et jouer aux jeux « Botte-moi les fesses » et « Je suis stupide ». Ce faisant, elle montrait comme émotions de substitution la douleur, la tristesse et la confusion. J'observai que la colère représentait probablement pour elle une Problématique de Phase.

Partant de cette dynamique observable, un thérapeute formé au PTM entrerait en contact par les Émotions et le Canal Nourricier, puis chercherait à aider Gloria à ressentir sa colère authentique sous ses émotions de substitution (la douleur, la tristesse et la confusion).

Le Canal Interrogatif qui passe soit par les Pensées, soit par les Opinions devrait être évité.

En thérapie classique, cela signifie connecter avec le patient par l'approche de Rogers, puis utiliser un autre modèle qui permettrait d'aider Gloria à reconnaître et à exprimer sa colère authentique, par exemple la Gestalt Thérapie.

Un thérapeute formé à la Process Thérapie évitera une approche rationnelle, car celle-ci ne correspondrait pas à la Perception de Gloria, à son Canal ou à ses Besoins psychologiques. Il est ironique de constater qu'un thérapeute offrant des pensées claires ou des opinions au travers d'un Canal Interrogatif l'inviterait très probablement dans le stress.

Premièrement, voyons les commentaires que chaque thérapeute a émis après sa session avec Gloria.

Le docteur Rogers dit au sujet de cet entretien[1] : « Dans l'ensemble, je me suis senti bien. » (Notez au passage sa Perception Empathique.)

Le docteur Perls dit : « L'intervention a été menée avec succès et en cohérence avec mon approche thérapeutique. »

Dans une interview menée par le docteur Rosenthal[2], le docteur Ellis indiqua qu'il était en dessous de ses performances habituelles et qu'il avait essayé de récupérer trop d'informations pendant plus de 20 minutes. Il ajoute que s'il ne s'était concentré que sur une ou deux choses, cela aurait sans doute mieux fonctionné.

Dans le film, le docteur Rogers est le premier à s'entretenir avec Gloria. Son langage perceptuel est celui des Émotions et il montre son acceptation inconditionnelle de sa patiente. Son Canal Nourricier a permis d'établir très nettement une relation au niveau Empathique. Gloria lui dit : « Oh la la, j'aimerais bien que vous soyez mon père. » Rogers lui répond : « Je vous perçois comme étant une fille vraiment chouette. » Ici, on ne voit pas si le docteur Rogers a géré ou non les Problématiques de transfert et de contre-transfert. Cependant, les observateurs de la séquence s'accordent à dire qu'il a créé un contact significatif avec sa patiente. Effectivement, Gloria dira plus tard que si elle devait entamer une thérapie, elle aimerait travailler avec le docteur Rogers.

Le docteur Perls est le suivant. Il n'utilise pas le Canal Nourricier, il la confronte plutôt à ses incohérences : « Je vois votre sourire, vous ne croyez pas un mot de ce que vous me racontez, c'est bidon. » Il a apparemment diagnostiqué le besoin de prendre conscience de sa colère et de l'exprimer. Gloria dira même : « J'aimerais bien me mettre en colère après vous. » Perls continue à la pousser dans ses retranchements pour qu'elle se connecte avec la colère. Il la provoque, puis lui dit : « Comment vous sentez-vous en ce moment-même ? » Gloria répond : « Je ne sais pas. » Le docteur Perls lui dit alors : « Vous faites l'imbécile. »

Gloria grogne qu'elle se sent stupide et vide tout en tapant du pied. Le docteur Perls pointe alors l'inconsistance de ce qu'elle dit et ce qu'elle fait : « Que faites-vous avec votre pied, maintenant ? »

---

1. Rosenthal, Howard, « Lessons from the Legend of Gloria - Were we duped by the world's most influential counseling session », *Counselor Magazine*, décembre 2005.
2. Rosenthal, Howard, « The REBT story you haven't heard: a no holds barred interview with Dr. Albert Ellis », *Journal of Clinical Activities, Assignments & Hetouts in Psychotherapy Practice*, Vol. 2(3), 2002.

Une interprétation PTM de la direction que prend la thérapie de Perls nous dit qu'il est cohérent d'aider une personne en Phase Empathique à ressentir et exprimer sa colère de manière authentique.

Même après l'entretien, Perls continua son message, comme nous le rappelle le docteur Rosenthal : « Je vais prendre en considération le verbatim de l'entretien de Gloria. Après une journée entière de tournage, chacun de nous était épuisé. Le médecin, la secrétaire, le producteur, le cameraman et moi nous tenions dans le hall pour nous dire au revoir et j'ai vu le docteur Perls à côté de moi, fumant une cigarette en discutant avec le docteur Ellis. J'ai tout à coup observé que le docteur Perls scrutait toute la pièce. Il fit alors un geste vers moi avec sa main, comme pour me dire "Mets ta main comme ceci, sous la forme d'une tasse, les paumes vers le haut." Inconsciemment j'ai suivi sa requête sans comprendre vraiment ce que cela signifiait. Alors, il se débarrassa de la cendre de sa cigarette dans ma main. Devrions-nous donner une signification à ce geste ? Non, si nous trouvons que c'est normal de prendre un être humain comme cendrier. Hum, est-ce que les cendriers tapent du pied ? »

Bien que non sollicitée, l'intervention de Perls mit en évidence la position de Victime de Gloria et l'invita à prendre conscience de sa colère. Elle sentit sans doute la valeur des confrontations de Perls, parce que des trois thérapeutes, c'est celui qu'elle choisit : « À cette étape du jeu, le docteur Perls pourrait bien être le mieux adapté pour moi. Bon, il n'est pas aussi attentionné, mais il pourrait m'apporter beaucoup, bien que j'aie aussi envie de me battre avec lui. »

J'en conclus que Gloria était en train de changer de Phase (besoin de ressentir et d'exprimer la colère authentique par ce commentaire « À cette étape, le docteur Perls pourrait bien être le mieux adapté pour moi. »)

Si elle n'avait pas été en train de changer de Phase, mais souhaitait plutôt travailler sur un problème de sa vie non lié à la Problématique de Phase, un thérapeute offrant de l'Émotion et un Canal Nourricier, qui lui apporterait de la Reconnaissance de la personne, aurait été idéal. Rappelons qu'elle avait déclaré que si elle commençait un jour une thérapie, elle voudrait travailler avec le docteur Rogers. Bonne démarche s'il ne s'agit pas d'un processus de changement de Phase.

L'expérience de Gloria lors de la session du docteur Ellis fut qu'elle ne pouvait pas tenir le coup avec lui. *Elle ne pouvait pas le suivre.*

Ceci a évidemment du sens, puisque le docteur Ellis a utilisé son Canal préférentiel (Interrogatif), avec les Perceptions, les Pensées factuelles et les Opinions.

Puisqu'en changement de Phase Empathique Gloria avait besoin de ressentir sa colère, le modèle d'Ellis (REBT) ne s'est pas adressé à son émotion de colère, mais au mieux à la valeur du résultat qu'aurait eu l'expression de la colère.

Il est clair que l'approche Rogérienne était la meilleure pour établir le contact, et que l'approche Gestalt fonctionnait mieux pour gérer la Problématique. Un Process Thérapeute aurait combiné les deux face à une Gloria Empathique/Empathique : en utilisant le Canal Nourricier et les Émotions et en encourageant la colère authentique.

Attention, lorsqu'on utilise la Gestalt Thérapie de cette manière pour identifier un comportement. Ceci ne correspond pas à la Perception d'un Empathique de Base. Pour la Problématique de colère de la Phase, j'aurais recommandé l'approche thérapeutique de redécision de Goulding[1].

---

1. Goulding, Robert et Mary, « Injunctions, Decisions and Redecisions », *TA Journal*, 1976.

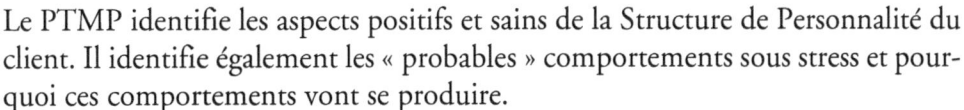

Chapitre 15

# Utiliser le rapport Process Therapy Model Profile (PTMP)

Le PTMP identifie les aspects positifs et sains de la Structure de Personnalité du client. Il identifie également les « probables » comportements sous stress et pourquoi ces comportements vont se produire.

C'est seulement quand/si le stress est durable et intense que l'appellation Adaptation (Clinique) sera appropriée pour qualifier ces comportements.

## 1. Structure de Personnalité du thérapeute

Il devrait être évident que la Structure de Personnalité du thérapeute détermine son choix naturel de Canal, Perception et de modèle de thérapie.

Dans le Process Communication Model® (PCM, l'approche non clinique appliquée au management et basée sur les recherches et techniques PTM), comme dans le Process Education Model™ (PEM, sa variante adaptée au monde de l'éducation), nous avons démontré par de nombreuses études à quel point le processus est important dans l'interaction. Des résumés de quelques-unes de ces études sont proposés dans l'annexe E.

Un thérapeute qui connaît sa Structure de Personnalité sera vigilant quant à ses tendances naturelles à préférer tel Canal et telle Perception.

L'observation fine, seconde par seconde des indicateurs PTM fournira un plan de thérapie individualisé pour chaque client, tout en conservant les outils et les démarches habituels pour le thérapeute dans son approche thérapeutique.

## 2. Processus : Base et Phase

Le rapport PTMP donnera la Structure de Personnalité du client et la potentielle Adaptation de Ware.

> Par exemple, M. Dupont est un Type Persévérant (Base)/Promoteur (Phase). Cela signifie que M. Dupont perçoit le monde d'abord au travers des Opinions et qu'il est motivé par l'Excitation. Cette Structure de Personnalité exposée à un stress long et intense sera identifiée comme Antisociale dans la correspondance des Adaptations de Ware.

Tous les étages du client, ainsi que ses Phases vécues, seront « scorés » dans le rapport.

## 3. Entrer en contact

Quatre Canaux seront identifiés dans le PTMP, dans l'ordre préférentiel du client. Chaque Canal (Directif, Interrogatif, Nourricier, et Ludique) présente un score de 1 à 100. Des scores de 40 ou plus indiquent des Canaux « ouverts ». Un score de 20 ou moins indique un usage peu fréquent. Le Canal de la Base est toujours le plus important et c'est celui que le thérapeute devra utiliser pour entrer en contact avec le client.

> Les scores de M. Dupont sont : Interrogatif 100, Directif 84, Nourricier 74 et Ludique 44.

Les scores élevés pour les Perceptions (scores de 60 ou plus) seront eux aussi identifiés et présentés dans l'ordre préférentiel du client, ici : Pensées factuelles, Émotions, Opinions, Réactions, Actions et Inactions.

> Les scores de M. Dupont sont : Opinions 100, Actions 86 et Émotions 76. Entrer en contact avec la Perception de la Base est là aussi recommandé.
>
> Puisque M. Dupont est Persévérant/Promoteur, le contact se fera mieux avec le Canal Interrogatif et les Opinions.

Toute réponse en Driver nous indique que notre interlocuteur n'est plus disponible dans cet étage et souhaite changer d'énergie dans sa communication (Canal et Perception) avec le thérapeute.

# 4. Besoins psychologiques

Le rapport PTMP identifie les Besoins psychologiques de Phase et de Base. Ce qui suit est un exemple pour notre client hypothétique M. Dupont.

Les Besoins psychologiques sont des désirs puissants qui nous motivent personnellement et professionnellement. Une fois que nos besoins physiologiques sont satisfaits (air, eau, nourriture, etc.), nos Besoins psychologiques deviennent nos « motivateurs » cruciaux et primaires.

Le Besoin d'Excitation motive M. Dupont. Il lui faut une quantité importante de stimulations intenses sur une durée courte. Il appréciera les défis, les risques ou la compétition. Un coup de sang, une bonne montée d'adrénaline font l'affaire !

Alors que ces Besoins psychologiques de Phase sont vitaux pour le bien-être personnel et professionnel de M. Dupont, il est important que celui-ci soit aussi vigilant à s'assurer que les Besoins de sa Base (les fondations de son immeuble) restent entretenus, c'est-à-dire régulièrement satisfaits.

Le Besoin de Base d'être reconnu pour sa contribution dans le travail amène M. Dupont à s'orienter sur ses réalisations. Il est fier de ce qu'il entreprend. S'il considère qu'un projet a de la valeur, alors il décidera de faire les choses bien. Il est peu probable qu'il engage du temps et de l'énergie dans un projet auquel il ne croirait pas vraiment et qui ne lui apporterait pas de fierté. L'autre Besoin de Base (la Reconnaissance des opinions) motivera M. Dupont pour défendre des opinions et des croyances fortes. Il est important pour lui de mener une vie en accord avec ces croyances et ses valeurs. À chaque fois que ce sera possible, il cherchera à exercer son influence, à avoir un impact sur le développement et les directions que prennent les personnes de son entourage. Il sera en résonance et en collaboration positive avec ceux qui partagent ses critères élevés d'intégrité, de fiabilité et de confiance. Il ira dans des directions et des situations qui lui permettront d'être considéré avec respect et admiration.

# 5. Miniscénario de la Phase

Lorsque les Besoins de la Phase ne sont pas satisfaits de manière positive, la personne fera tout pour les satisfaire quand même, mais cette fois de manière négative. Le PTMP présente également cette séquence miniscénarique de Phase.

Par exemple, prenons l'ordre de la Structure de M. Dupont, en considérant qu'il est en Phase Promoteur[1] :

**Premier degré :** « Attend des autres qu'ils soient forts. »

Mots : « Tu » au lieu de « je ».

Mécanisme de défense : Séduction.

Position de vie : « J'ai de la valeur, tu as de la valeur si tu es fort. »

**Deuxième degré, Mécanisme d'Échec :** Manipule.

Signaux d'alerte : Crée des disputes entre les gens, met en scène des conflits ou enfreint les règles.

Mythe : « Je peux te faire te sentir mal émotionnellement. »

Position de vie : « J'ai de la valeur, tu n'as pas de valeur. »

Masque : Blâmeur.

Rôle : Persécuteur cherche Victime.

Émotion de substitution : Vindicte.

Injonction primaire : « Ne sois pas proche. »

Injonction secondaire (Phase) : « N'appartiens pas. »

Injonction secondaire (Base/Phases vécues) : « Ne prends pas de plaisir. »

Jeux : « Au viol », « Schlamazel ».

**Troisième degré :** Prend des risques inconsidérés.

Bénéfice négatif final : Déprimé et abandonné.

Scénario de la Phase actuelle : Toujours.

---

1. Kahler, Taibi, *T.A.S.P.*, Taibi Kahler Associates, Inc., 1977.

Problématique potentielle : L'observation d'un stress intense durable et de fréquents comportements de deuxième degré indique la possibilité du lien affectif comme une Problématique non gérée.

Impasse probable : La décision précoce peut être : « Les choses et les gens peuvent te faire te sentir mal, donc il faut que tu sois fort et abandonner toute personne souhaitant être proche de toi. Et tant que je peux t'abandonner, je peux éviter de me rapprocher et de me lier à toi. »

Le rapport PTMP identifie si la séquence de stress est liée à la Phase ou la Base. Dans le cas présent, le rapport a identifié la Phase.

La première chose que le thérapeute doit faire est de créer le contact. M. Dupont a une Base Persévérant, donc le meilleur choix est le Canal Interrogatif avec les Opinions.

Ensuite, le thérapeute doit se poser la question : « Le client est-il ou non en changement de Phase ? » Il y a plusieurs manières de s'y prendre pour le découvrir. La plus évidente est d'observer si le client montre des comportements de stress forts et récurrents, et s'il y a des signaux d'alerte flagrants sur l'évitement des liens affectifs dans ses relations. Les points à vérifier seront par exemple :

- Il existe une confrontation à la Problématique du lien avec une relation proche et importante pour le client, dont l'issue actuelle semble être l'abandon plutôt que l'intimité.
- Le client n'a encore jamais été confronté à la Problématique de la Phase Promoteur.
- Le client ne fait jamais ou rarement l'expérience du troisième degré de stress de la Phase.
- Le client n'interrompt pas les comportements négatifs, même lorsqu'il reçoit de fortes offres positives de satisfaction du Besoin d'Excitation de la Phase Promoteur.

Si ce client est en train de changer de Phase, la thérapie se concentrera sur la résolution de la Problématique du lien :

- Confronter le client à la manière qu'il a d'abandonner les autres.
- Encourager l'établissement de relations positives durables avec autrui, grâce aux permissions et aux protections.
- Continuer à alimenter positivement le Besoin d'Excitation à l'aide de « devoirs à la maison ».

Rappelons que pour une personne en changement de Phase Promoteur, le continuum du lien va de la manipulation visant à être abandonné jusqu'à l'intimité du lien affectif authentique.

Comme nous l'évoquions plus tôt, une thérapie de groupe en présence d'autres personnes de Base ou Phase Promoteur est recommandée.

> Dans le cas de M. Dupont, dont la Base est Persévérant, il est important de commencer la thérapie par une intervention face à face avec le thérapeute, afin de créer un contact dans la confiance. Un échange d'informations et un accord sur les objectifs et la direction prise dans la démarche de thérapie constitueront la première étape.

Le PTM identifie l'« impasse probable » et suggère la « décision précoce ». Ces termes étaient utilisés par les docteurs Bob et Mary Goulding, qui sont à l'origine de la thérapie de redécision. Ce modèle est une approche puissante, et aujourd'hui éprouvée, de psychothérapie.

Bien que je partage leurs termes et que je sois d'accord sur le principe de décisions précoces liées aux Drivers et à leurs conséquences au deuxième degré, j'affirme que la dynamique du Driver et du deuxième degré (les Injonctions) sont déjà présents dans la Structure de Personnalité.

Par exemple, toute personne de Base Travaillomane a un Driver « Sois Parfait » et une Injonction primaire potentielle « Ne ressens pas le chagrin ». Posséder ce Driver ne relève pas d'une décision, mais bien d'une dynamique liée à la Structure du client et aux conséquences du contact avec son environnement précoce.

Par exemple, une décision précoce probable pour le Type Travaillomane est : « Si je ne pense pas pour toi, alors quelque chose de mauvais arrivera. Donc, je serai parfait et ne ferai aucune erreur. Tant que je serai suffisamment critique à ton égard, je peux éviter toute situation de perte. »

La « décision » n'est pas liée au comportement « Sois Parfait », mais plutôt à une approche défensive en relation avec les conséquences fantasmées des comportements de deuxième degré de stress corrélés à la dynamique structurelle de l'individu.

Une personne de Base Travaillomane ne « déciderait » pas (depuis cet étage de Type de Personnalité) de « faire plaisir », de « faire des efforts », d'« être fort » ou d'attendre des autres qu'ils « soient parfaits » ou « forts ».

On ne verra pas davantage cette personne de Base Travaillomane montrer depuis son Driver « Sois Parfait », une décision précoce venant d'un autre Type de Personnalité, comme par exemple : « Tant que je suis parfait, je ne grandirai pas. » (Type Rebelle.)

L'identification PTM d'une « impasse probable » met l'accent sur la prise de conscience d'une dynamique innée, déjà présente dans la Structure de l'individu avec un Driver invitant un comportement de Second degré aux « conséquences » imaginées (fantasmées) permettant de se défendre contre la Problématique à gérer.

Si votre client n'est pas dans un processus de changement de Phase, mais montre cependant les comportements de stress du Type Promoteur, alors vous concentrerez votre attention sur la satisfaction positive des Besoins psychologiques et la résolution de toute Injonction primaire ou secondaire. Dans le cas de M. Dupont, le PTMP identifie une Base de Type Persévérant suivie immédiatement par une Phase de Type Promoteur.

Son Injonction primaire est « Ne sois pas proche », son Injonction secondaire (Phase) est « N'appartiens pas » et l'Injonction secondaire suivante (Base/Phase vécue) est « Ne prends pas de plaisir ». Dans ce cas, pour aider ce patient non concerné par le processus de changement de Phase, nous devons nous concentrer sur la recherche de la satisfaction positive de ses Besoins de Phase. Nous observerions sans doute que ce qui empêche cette satisfaction est la non-résolution de ses Injonctions secondaires.

Bien qu'elles soient apparemment un système de défense inné pour chaque Type de Personnalité, nos Injonctions existantes sont le résultat de la combinaison structurelle Base/Phase. Ce potentiel est tempéré ou aggravé par la qualité de notre éducation. Par leur comportement, les parents sous stress vont contribuer à renforcer les Injonctions naturelles de l'enfant liées à sa Base.

---

« N'appartiens pas » et « Ne prends pas de plaisir » sont des Injonctions qui, une fois résolues, vont permettre de nourrir le Besoin d'Excitation de manière positive. En revanche, plus M. Dupont passera de temps au deuxième et troisième degrés de stress à cause de ces Injonctions, plus son Scénario « Toujours » sera intense, à la fois dans sa vie personnelle et dans sa vie professionnelle. Plus il se sentira coincé, plus il trouvera justifié de coincer les autres. Ceci conduira à la manipulation, en particulier la redéfinition unilatérale de contrats afin de servir ses propres intérêts.

Les jeux basés sur l'Excitation négative pourraient bien alors voir le jour : « Battez-vous » (monter les gens les uns contre les autres), « Au viol » (flirter sans en avoir l'air et ensuite accuser l'autre d'avoir l'esprit mal placé), « Schlamazel » (du yiddish : faire une erreur, subir une remontrance mais retourner les choses pour demander une excuse).

> Pour M. Dupont, il ne suffira pas de seulement « redécider » que c'est OK d'appartenir et de prendre du plaisir. Il lui faudra trouver des moyens pour satisfaire tous les jours positivement son Besoin d'Excitation ainsi que ses besoins de Base Persévérant (Reconnaissance du travail et des opinions).
>
> M. Dupont devra par ailleurs trouver des confirmations positives de ses redécisions : une expérience de groupe durable et plaisante, des sentiments de joie exprimés librement et durablement, liés à quelqu'un ou à quelque chose d'extérieur à lui.
>
> Qu'il soit ou non en processus de changement de Phase, nous saurons que M. Dupont « va mieux » s'il montre une capacité à maintenir des relations intimes durables. Tant que ses Besoins psychologiques seront satisfaits positivement, son accès au plaisir et à la vie de groupe (la famille est ici un candidat de choix...) sera fluide. Il ne montrera pas de Scénario « Toujours » (coincer les autres, être coincé) ni de jeux[1].

L'article de Ware sur les Adaptations de la personnalité n'a pas été publié avant janvier 1983. Mais Ware avait été formé par les docteurs Bob et Mary Goulding dans les années soixante-dix, et pratiquait la thérapie de redécision avec chacune des six Adaptations de la personnalité depuis 1979.

---

1. S'il avait changé de Phase, alors M. Dupont montrerait ici les Besoins psychologiques de l'étage suivant. S'il n'avait pas besoin de changer de Phase, alors nourrir positivement le Besoin d'Excitation de sa Phase Promoteur serait nécessaire.

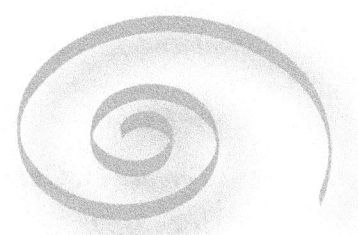

# Chapitre 16

# Ici la Terre…

Le PTM possède à la fois une valeur de prévision et d'analyse *a posteriori*. Il identifie la corrélation entre la Phase et certains Besoins psychologiques spécifiques.

Nous y apprenons aussi que lorsqu'une personne ne parvient pas à satisfaire ses besoins de manière positive, elle cherchera inconsciemment à le faire de manière négative.

La démonstration de ce phénomène se reflète dans la séquence de stress, apportant ainsi la prévisibilité.

## 1. Prévoir ce que les astronautes feront…

C'est un honneur d'avoir travaillé avec Terry McGuire, qui nous raconte ceci :

*En 1978, quand la sélection des astronautes fut mise en place par la NASA dans le cadre du lancement de la première navette spatiale, j'ai invité le docteur Kahler à participer avec moi, en tant que consultant, à un cycle de sélection. Alors que j'échangeais individuellement avec les candidats, le docteur Kahler se tenait près de moi, assis tranquillement, ne posant que très rarement des questions. Après une dizaine de minutes, je le voyais prendre quelques notes sur un morceau de papier et poser cette feuille sur le sol, à nos pieds.*

*À la fin de chaque entretien, nous partagions nos observations. À ma grande surprise, il avait été capable d'extraire et de noter la même quantité de données significatives sur la Structure de Personnalité du candidat que moi, en une fraction minime du temps qui m'avait été nécessaire.*

*Ce jour-là, je me suis dit qu'il fallait que j'apprenne à faire la même chose !*

*C'est ainsi qu'est née entre nous une longue et stimulante relation professionnelle, qui continue de s'enrichir au fil des années qui passent.*

*Sur le chemin de ma vie, j'ai eu l'opportunité de connaître un grand nombre de « géants » dans le domaine des sciences et de la médecine comportementale ; des personnes méritant leur renommée nationale et internationale – et ceci comprend des prix Nobel ! J'ai eu des mentors et des professeurs remarquables, mais ce qui m'a le plus apporté dans tout ce que j'ai appris, c'est le contact de Taibi Kahler.*

**Terence McGuire, M.D., 1994.**

**B.S., Biologie et Chimie.**

**M.S., Physiologie.**

**M.D., Interne en médecine.**

**Psychiatre.**

**Professeur associé au département de psychiatrie de l'université du Texas.**

**Examinateur à l'American Boards of Psychiatry and Neurology.**

**Psychiatre en chef pour les vols habités de la NASA (1959-1996).**

**Prix spécial de l'American Medical Association pour ses contributions à la médecine spatiale.**

**Colonel en chef – USAF (NZ) (Ret.) – Reconnaissance spéciale pour ses études sur la psychophysiologie du stress en situation de danger de mort.**

Terry a utilisé le modèle Process Com et notre Inventaire de Personnalité (IDP) depuis cette époque jusqu'en 1996, lorsqu'il partit à la retraite. Il confirme par ailleurs la valeur prédictive du PTM.

Dans cinq des six missions au cours desquelles un stress élevé a été observé, les comportements négatifs et les difficultés de communication ont été préalablement prévus de manière précise. McGuire avait prévu quels astronautes allaient probablement monter en flèche et avait anticipé leurs comportements[1]. Sur la sixième mission, l'un des astronautes admit à son retour : « Une journée de plus et j'explosais ! »

---

1. Le lecteur peut se demander : « Alors, pourquoi a-t-il sélectionné ces astronautes-là ? » Le docteur McGuire était responsable de la sélection des candidats américains. Sur les six vols qu'il a supervisés, la plupart étaient des collaborations avec d'autres pays qui ne sélectionnaient pas les astronautes sur des critères incluant la personnalité.

La Russie fait partie de ces pays qui ne tiennent pas compte de la compatibilité relationnelle. Terry raconte souvent l'histoire de deux cosmonautes qui devaient partir pour une longue mission. Il fallait tous les jours qu'ils se prélèvent mutuellement un échantillon de sang. Au fil des semaines, la rumeur raconte que l'un devint de plus en plus donneur de leçons (Type Persévérant ?) alors que l'autre râlait et blâmait de concert (Type Rebelle ?). Un beau jour, ce dernier a, « accidentellement », planté l'aiguille jusqu'à l'os ! Si ce n'est pas du revanchard !

Quelques jours plus tard, une septicémie a gagné le bras du premier cosmonaute et la mission dut être annulée.

# 2. Psychohistoire

Mon père est mort lors de la Seconde Guerre mondiale. Suite à son décès, ma mère est restée en dépression pendant de nombreuses années et ne m'a jamais parlé de ces années de guerre. Après sa mort en 1998, j'ai découvert le journal intime de mon père parmi ses affaires. Quel cadeau !

Je sais aujourd'hui comment était mon père. Pas tellement par ce qu'il disait, mais plutôt grâce à sa manière de le dire. Sa Base et sa Phase, comment il percevait le monde, quels étaient ses points forts, sa dynamique, ses motivations, sa séquence de stress, son changement de Phase et bien plus encore…

Avec le PTM et le modèle Process Com, vous pouvez ainsi transporter dans le présent les gens du passé, en analysant ce qu'ils ont écrit. Si vous possédez une vidéo, vous aurez même les cinq critères d'évaluation pour confirmer votre diagnostic.

Entraînons-nous sur le discours de Lincoln à Gettysburg. Comme dans tous les bons discours, la première moitié sert à créer le contact, et la deuxième vise à convaincre par le biais des motivations.

Bien que nous soyons limités à seulement un discours et que nous ayons seulement le critère verbal perceptuel (les mots), que nous indique ce discours quant à la Base et la Phase d'Abraham Lincoln ?

Commencez par la première partie du discours (en gras) et comptez la fréquence de ses Perceptions.

Vous trouverez les réponses dans l'annexe C de cet ouvrage.

### Discours de Lincoln à Gettysburg

*Il y a quatre-vingt-sept ans, nos pères fondateurs ont créé sur ce continent une nation nouvelle, conçue dans la liberté et vouée à l'idée que tous les hommes sont nés égaux.*

*Maintenant, nous sommes engagés dans une grande guerre civile, pour tester ce qu'une nation, ou n'importe quelle nation ainsi conçue et à ce point engagée, peut endurer et pour combien de temps.*

*Nous sommes sur un grand champ de bataille de cette guerre. Nous en sommes venus à consacrer une portion de ce champ de bataille comme lieu de dernier repos pour ceux qui ont ici donné leur vie pour que cette nation puisse vivre. Il est, au final, approprié et juste que nous devions agir ainsi. Mais sur un plan plus large, nous ne pouvons dédier, nous ne pouvons consacrer, nous ne pouvons bénir cette terre. Les hommes courageux, morts et vivants, qui ont combattu ici l'ont sacralisée bien au-delà de notre petite capacité à ajouter ou à soustraire. Le monde ne remarquera, et ne se souviendra guère de ce que nous disons ici, mais il ne pourra oublier ce que ces hommes ont fait ici.*

*C'est plutôt à nous, les vivants, de nous consacrer à l'œuvre inachevée que ceux qui ont combattu ici ont menée aussi loin et aussi noblement. C'est plutôt à nous de nous vouer à la grande tâche qui reste à accomplir : qu'à la suite de ces morts honorés nous montrions un dévouement plus grand encore à cette cause pour laquelle ils donnèrent l'ultime et entière mesure de leur dévouement ; que nous décidions solennellement ici que ces morts ne sont pas morts en vain ; que cette nation grâce à Dieu renaîtra à la liberté ; et que le gouvernement du peuple, par le peuple, pour le peuple, ne disparaîtra pas.*

*Gettysburg, 19 novembre 1863*

*Abraham Lincoln*

La deuxième partie du discours nous renseigne sur la Phase de Lincoln, qui projette sa propre motivation de Phase vers son auditoire. Quelle est sa Phase ?

Si Lincoln avait eu une Phase Empathique, il aurait souhaité que nous gardions dans nos cœurs le souvenir chéri des disparus aimés, et de ceux qui ont souffert, car nous sommes tous membres d'une grande famille.

Si Lincoln avait eu une Phase Travaillomane, il aurait donné le plan d'action le plus cohérent et le plus logique qui fut, pour forger une nation dans laquelle chacun accepterait sa responsabilité dans l'accomplissement dans les délais du projet mis en place.

Si Lincoln avait eu une Phase Persévérant, il aurait exprimé son avis sur le fait indéniable qu'il nous faut nous engager et nous dévouer pour une cause qui honore tous ceux qui ont donné leur vie pour elle.

Si Lincoln avait eu une Phase Rêveur, il aurait suggéré que chacun de nous, à sa manière, en son for intérieur se projette dans les événements à venir et prenne le temps de réfléchir en profondeur à tout cela et à ce que cela induit.

Si Lincoln avait eu une Phase Rebelle il aurait fait quelques clins d'œil malicieux, utilisé un humour fin ou raconté une histoire satyrique comme métaphore pour évoquer la rivalité confraternelle absurde de cette guerre.

Si Lincoln avait eu une Phase Promoteur, il aurait théâtralement orienté son discours sur l'action, le choc à prévoir, et nous aurait alerté sur ce qui est acceptable ou pas !

Il est évident que Lincoln avait une Phase Persévérant : « C'est plutôt à nous, les vivants, de nous consacrer ici à l'œuvre inachevée… » Cependant, cette seule portion de discours ne suffit pas à nous assurer un pronostic à propos de sa Base.

Le principe de cet exercice n'est pas de prouver que nous savons dire à coup sûr quelle était la Structure de Personnalité de Lincoln, mais plutôt de montrer les possibilités offertes par le processus d'observation PTM/Process Com dans les applications de la psychohistoire pour en savoir plus sur ceux qui nous ont précédés.

Avec notre interprétation des Perceptions, nos résultats, certes limités, suggèrent que Lincoln pouvait avoir une Structure Travaillomane (Base)/Persévérant (Phase), avec le Type Promoteur à l'étage suivant, suivi par le Type Empathique. Imaginez ce que nous pourrions faire avec des lettres, des manuscrits, des notes et toutes les données connues sur sa vie.

Que savons-nous d'une personne avec cette Structure ?

La Base Travaillomane indique :

- Perception primaire : Pensées factuelles. Responsable, logique, organisé. Style de management démocratique. Partie Ordinateur dominante.
- Canal le plus utilisé : Interrogatif.

- Préférence interactionnelle : Tête-à-tête.
- Besoins psychologiques : Reconnaissance du travail, Structuration du temps.

Deuxième étage : Opinions

- Dévoué, observateur, consciencieux. Style de management démocratique. Partie Ordinateur dominante.
- Canal le plus utilisé : Interrogatif.
- Préférence interactionnelle : Tête-à-tête.
- Besoin psychologique : Reconnaissance du travail et des opinions.

Troisième étage : Actions

- Adaptable, charmeur, plein de ressource. Style de management autocratique. Partie Directeur dominante.
- Canal le plus utilisé : Directif.
- Préférence interactionnelle : Groupe-à-groupe.

Quatrième étage : Émotions

- Compatissant, sensible, chaleureux. Style de management bienveillant. Partie Réconforteur dominante.
- Canal le plus utilisé : Nourricier.
- Préférence interactionnelle : Groupe.

Ce qui suit illustrerait la séquence miniscénarique Travaillomane/Travaillomane de Lincoln.

Base et Phase Travaillomane – Séquence miniscénarique

Besoins psychologiques : Reconnaissance du travail et Structuration du temps

Processus scénarique : Tant que

Premier degré :

- Driver « Attend de soi-même d'être parfait. »
- Mécanismes de défense : Rationalisation.

Deuxième degré :

- Mécanisme d'Échec : Surcontrôle.
- Signaux d'alerte : Frustré par ceux qui ne pensent pas logiquement, ne suivent pas les règles et/ou font des erreurs. Tension sur les thèmes de l'argent, du temps, de la responsabilité, de l'ordre, de la propreté, des détails.
- Mythe : « Je peux te faire te sentir mal émotionnellement. »
- Position de vie : « J'ai de la valeur, tu n'as pas de valeur. »
- Masque : Attaquant.
- Rôle : Persécuteur cherche Victime.
- Émotion de substitution : Colère frustrée, culpabilité.
- Jeux : « Je te tiens, salaud », « Scène ».
- Injonction primaire : « Ne ressens pas la tristesse ».
- Injonctions secondaires : « Ne t'amuse pas », « Ne sois pas proche », « Ne prends pas de plaisir ».

Troisième degré :

- Fait l'expérience de la reconnaissance négative de son travail et de ses idées.
- Bénéfice négatif final : Déprimé et inutile.
- Problématique potentielle actuelle : Perte.
- Émotion authentique sous-tendue : « Je suis triste… »

Impasse probable : La décision précoce est probablement « Si je ne pense pas logiquement et clairement pour toi, alors il pourrait se passer quelque chose de grave. Donc, je dois être parfait et ne faire aucune erreur. Tant que je te critique quand tu ne penses pas clairement et logiquement, je peux éviter de ressentir mon chagrin. »

Après un changement de Phase, Lincoln aurait donc vécu la douleur significative de la perte, pour laquelle il n'aurait d'abord pas accepté d'exprimer suffisamment son chagrin. Après une période où l'on aurait observé chez lui les comportements du Type Travaillomane sous stress de deuxième degré, il aurait fini par gérer sa Problématique de la perte en exprimant son chagrin et aurait changé de Phase. Sa nouvelle Phase (Persévérant) aurait alors ressemblé à ceci :

Base Travaillomane et Phase Persévérant – Séquence miniscénarique

Besoin psychologique : Reconnaissance des convictions et du travail

Processus scénarique : Tant que

Premier degré :

- Driver : Attend des autres qu'ils soient parfaits, se concentre sur ce qui ne va pas plutôt que ce qui va.
- Mécanismes de défense : Projection.

Deuxième degré :

- Mécanisme d'Échec : Impose ses croyances.
- Signaux d'alerte : Frustré par ceux qui ne croient pas comme lui, ne pardonne rien, hypervigilance, considère les autres comme peu fiables, perd sa loyauté, cassant.
- Mythe : « Je peux te faire te sentir mal émotionnellement. »
- Position de vie : « J'ai de la valeur, tu n'as pas de valeur. »
- Masque : Attaquant.
- Rôle : Persécuteur cherche Victime.
- Émotion de substitution : Frustré, coupable.
- Jeux : « Je te tiens salaud », « Scène ».
- Injonction primaire : « Ne ressens pas la tristesse ».
- Injonctions secondaires : « Ne t'amuse pas », « Ne sois pas proche », « Ne prends pas de plaisir ».

Troisième degré :

- Fait l'expérience de la reconnaissance négative de son travail et de ses idées.
- Bénéfice négatif final : Déprimé et inutile.
- Problématique potentielle actuelle : Peur.
- Émotion authentique sous-tendue : « J'ai peur… »
- Impasse probable : La décision précoce est probablement « Si je ne m'assure pas que tu penses et fais ce qu'il faut, alors il pourrait se passer quelque chose de grave. Donc, je dois attendre de toi que tu sois parfait et que tu ne fasses aucune erreur. Tant que je te fais la leçon, je peux éviter mes propres peurs ».

Nous ne pouvons qu'imaginer le combat intérieur de Lincoln dans une Phase Persévérant, avec la Problématique de la peur de ne pas être parfaitement compétent face à de nouvelles responsabilités nationales.

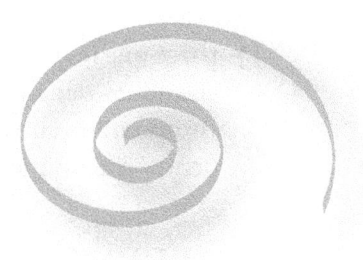

Chapitre 17

# Types de Personnalité, Miniscénarios et Adaptations

La Structure de Personnalité d'une personne se compose d'une séquence de six Types de Personnalité dont tous les comportements sont OK. Les trois degrés de stress que l'individu éprouve et montre constituent son Miniscénario. Une fois qu'un diagnostic est établi, ce comportement de Miniscénario s'appelle une Adaptation.

## 1. L'utilisation des Adaptations

Puisqu'une grande majorité de la population n'atteint pas le niveau critique de comportements sous stress (qui justifierait un diagnostic clinique), la plupart de ce qui a été présenté comme Miniscénario de Type de Personnalité ne s'est pas vu attribuer de diagnostic clinique donné.

Le docteur Ware et moi-même sommes en train de profiler avec le PTM un nombre significatif de patients ayant reçu un diagnostic psychopathologique classique. Nous allons faire des recherches pour déterminer les possibles corrélations parmi les 4 320 combinaisons possibles de Structures de Personnalité de Base et de Phase.

De plus, j'ai choisi pour plusieurs raisons d'y incorporer la terminologie de Ware des « Adaptations » :

- pour identifier à quel moment l'intensité du Miniscénario est assez forte pour justifier un diagnostic ;
- pour traduire en langage pathologique traditionnel, à destination de ceux qui ont reçu une formation classique ;
- pour aider le thérapeute grâce aux informations individualisées sur le client que le programme informatique a générées ;

- parce que les travaux de Ware sur l'*abrègement* des catégories diagnostiques classiques dans des continuums de six catégories seulement est simple à comprendre, aussi bien pour des thérapeutes débutants que pour des thérapeutes chevronnés.

## 2. Le profil de Process Thérapie

En employant le PTMP pour profiler un client, le thérapeute reçoit un rapport qui identifie les Perceptions et la séquence scénarique de stress du Type de Personnalité de ce dernier. Ceci fournit au thérapeute des conseils sur la façon de connecter avec son client : sur quoi focaliser l'intervention, quelle technique (modèle de thérapie) employer, quels Canaux et Perceptions éviter ?

En outre, en tant que modèle d'observation, le PTM fournit également au thérapeute un tableau de bord, seconde par seconde, lui permettant de vérifier « en direct » s'il est en communication ou en mécommunication avec le cadre de référence du client.

Les scores de fiabilité et de validité du profil, ainsi que la séquence scénarique de stress du client pour sa Phase et sa Base, sont fournis par le PTMP. Le rapport va jusqu'à identifier l'Adaptation potentielle courante sur laquelle axer la thérapie.

## 3. Le client est-il en train de changer de Phase ?

La séquence des trois degrés de comportements de stress d'un Type de Personnalité constitue le Miniscénario. Le rapport PTMP, produit par ordinateur, identifie laquelle des 4 320 combinaisons de Base et de Phase est celle du client. Ainsi, chaque PTMP individualisé se différencie au niveau des Injonctions scénariques, des jeux et des Scénarios. C'est une information très précieuse apportée au thérapeute pour l'aider à déterminer l'axe du traitement.

En PTM, la première chose à prendre en considération est de déterminer si le client est ou non en processus de changement de Phase. Rappelez-vous que ceci peut être évalué en découvrant si les Besoins psychologiques de sa Phase sont disponibles en quantité suffisante et *acceptés*.

S'ils ne le sont pas, et si le client passe beaucoup de temps au deuxième degré de stress (au sous-sol) et expérimente régulièrement son Miniscénario, alors la probabilité d'un changement de Phase est élevée. Le thérapeute peut en avoir la confirmation s'il constate que son client, lorsque la Problématique de Phase se présente, montre l'émotion de substitution corrélée à la Problématique au lieu de l'émotion authentique.

> Prenons un exemple. Un homme en Phase Travaillomane est le premier lanceur de son équipe de base-ball. C'est le dernier match de l'année mais un embouteillage monstre l'empêche d'arriver sur place à temps. Ayant fait appel à son remplaçant, son équipe gagne quand même le championnat.
>
> Voici comment cet homme a vécu la situation, et comment il s'est comporté. Au beau milieu de l'embouteillage, il s'est rendu compte qu'il ne serait pas à l'heure pour participer au match de championnat. Au lieu de se sentir triste, il s'est senti exaspéré. Écrasant son klaxon, il a crié des obscénités aux autres conducteurs. Si un véhicule de police n'avait pas été dans les parages, il serait sorti de sa voiture et aurait montré à ces stupides *w$zx *#* !* de quel bois il se chauffait.
>
> Quand il est arrivé et a appris que ses équipiers avaient gagné le championnat, il ne s'est pas senti bien. Au lieu de se remémorer tous les matchs qu'il avait remportés avec son équipe, il a seulement pensé à « ces fichus imbéciles ! » qui avaient causé l'embouteillage.
>
> Il n'a pas félicité ses équipiers et il n'a pas entendu ses équipiers le remercier pour son jeu lors de toute la saison.

Pour le thérapeute PTM, sa réaction dans l'embouteillage démontre clairement que *la perte* de cette opportunité de jouer un match clé est liée à une perte plus importante renvoyant à la Problématique de cet homme.

Si le client n'est pas en changement de Phase, son problème actuel est l'un des suivants :

- Il ne nourrit pas suffisamment les Besoins psychologiques de sa Phase actuelle.
- Il est confronté à une Injonction irrésolue.

Le PTMP identifiera ces Injonctions aussi bien que le Scénario. Connaître la Structure de Personnalité du client fournira également au thérapeute l'information sur les Canaux et les Perceptions à employer pour inviter le client hors du comportement Driver. Que le client soit en changement de Phase ou pas, le plan de travail du PTMP pour satisfaire les Besoins psychologiques sur une base quotidienne et hebdomadaire est une intervention à haute valeur ajoutée.

La Phase (et parfois la Base) identifiée dans le PTMP présentera les comportements de stress du Miniscénario et offrira un plan de thérapie. La sévérité des comportements miniscénariques détermine si un diagnostic d'Adaptation est justifié, aussi bien qu'un diagnostic classique.

# 4. Le Miniscénario comme Adaptation

Quand nous choisissons un Canal ou une Perception, nous ne nous adressons pas à une Adaptation, mais nous essayons d'entrer en contact avec un Type de Personnalité.

Cependant, si un client est au premier degré de stress (Driver) d'une Adaptation, le thérapeute peut choisir d'employer le Canal et la Perception appropriés pour l'inviter hors de ce Driver. De même, il pourrait s'adresser à un Masque d'Adaptation de deuxième degré de stress en offrant le Besoin psychologique positif correspondant.

La séquence miniscénarique d'un Type ou d'une Phase de Personnalité peut être considérée comme une Adaptation quand ce comportement altère ou interfère de manière significative avec les capacités ordinaires de la vie quotidienne. Puisqu'une Adaptation renvoie à une palette diagnostique allant de symptômes cliniques de base à des symptômes graves, une Adaptation peut inclure des illusions et des hallucinations.

Que le Miniscénario soit une Adaptation ou pas, la Problématique est probablement la même.

| Miniscénario | Problématique | Adaptation potentielle |
|---|---|---|
| Travaillomane | Perte | Obsessif-Compulsif |
| Empathique | Colère | Hystéroïde |
| Persévérant | Peur | Paranoïde |
| Promoteur | Lien | Antisocial |
| Rêveur | Autonomie | Schizoïde |
| Rebelle | Responsabilité | Passif-Agressif[1] |

---

1. Le docteur Ware a choisi de conserver l'Adaptation Passif-Agressif alors que les dernières versions du DSM ne reconnaissent pas cela comme un désordre de la personnalité. Je partage complètement son choix car il embrasse plusieurs autres catégories.

Quelle que soit la situation, entrer en contact (connecter) avec le client dépend de son Type de Personnalité de Base.

## Matrice d'évaluation

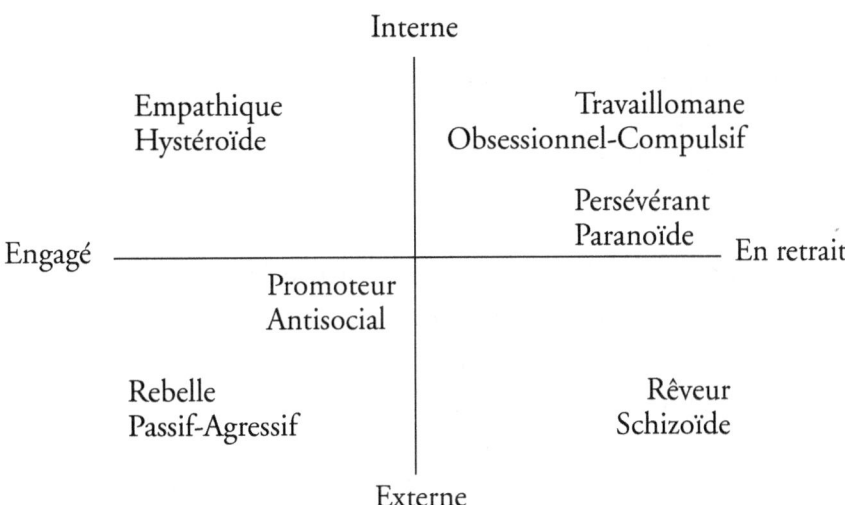

## • Miniscénario Travaillomane

Adaptation : Obsessif-Compulsif.

Besoin psychologique : Reconnaissance du travail et Structuration du temps.

Processus scénarique : Tant que.

Premier degré :

- Driver : Attend de soi-même d'être parfait, a du mal à déléguer. « Je peux faire mieux et plus vite. »
- Mécanisme de défense : Rationalisation.

Deuxième degré :

- Mécanisme d'Échec : Surcontrôle.
- Signaux d'alerte : Frustré par ceux qui ne pensent pas logiquement, ne suivent pas les règles et/ou font des erreurs. Tension sur les thèmes de l'argent, du temps, de la responsabilité, de l'ordre, de la propreté, des détails.

- Mythe : « Je peux te faire te sentir mal émotionnellement. »
- Position de vie : « J'ai de la valeur, tu n'as pas de valeur. »
- Masque : Attaquant.
- Rôle : Persécuteur cherche Victime.
- Émotion de substitution : Colère frustrée, culpabilité.
- Jeux* : « Je te tiens, salaud », « La scène ».
- Injonction primaire* : « Ne ressens pas la tristesse ».
- Injonctions secondaires* : « Ne t'amuse pas », « Ne sois pas proche », « Ne prends pas de plaisir ».

Troisième degré :

- Fait l'expérience de la reconnaissance négative de son travail et de ses idées.
- Bénéfice négatif final : Déprimé et inutile.
- Problématique potentielle actuelle : Perte.
- Émotion authentique sous-tendue : « Je suis triste… »
- Impasse probable : La décision précoce est probablement « Si je ne pense pas logiquement et clairement pour toi, alors il pourrait se passer quelque chose de grave. Donc, je dois être parfait et ne faire aucune erreur. Tant que je te critique quand tu ne penses pas clairement et logiquement, je peux éviter de ressentir mon chagrin ».

*Généré par ordinateur.

## • Miniscénario Empathique

Adaptation : Hystéroïde.

Besoin psychologique : Reconnaissance de la personne et Satisfaction sensorielle.

Processus scénarique : Après.

Premier degré :

- Driver : Attend de soi-même de faire plaisir aux autres, se suradapte pour impressionner.
- Mécanisme de défense : Introjection.

Deuxième degré :

- Mécanisme d'Échec : Fait des erreurs stupides.

- Signaux d'alerte : Invite les critiques, montre un manque de confiance en soi. Autodénigrement, complaisance dans le drame.
- Mythe : « Tu peux me faire me sentir mal émotionnellement. »
- Position de vie : « Tu as de la valeur, je n'ai pas de valeur. »
- Masque : Geignard.
- Rôle : Victime cherche Persécuteur.
- Émotion de substitution : Triste, confus, blessé, mal aimé.
- Jeux* : « Bottez-moi les fesses », « Je suis si stupide ».
- Injonction Primaire* : « Ne ressens pas la colère ».
- Injonctions secondaires* : « Ne sois pas important », « Ne grandis pas ».

Troisième degré :

- Fait l'expérience du rejet inconditionnel en tant que personne.
- Bénéfice négatif final : Déprimé et pas aimé.
- Problématique potentielle actuelle : Colère.
- Émotion authentique sous-tendue : « Je suis en colère après toi… »
- Impasse probable : La décision précoce est probablement « Si j'exprime la colère que je ressens après toi, je te blesserai et/ou tu me rejetteras. Donc, il faut que je te fasse plaisir et que je contienne ma colère ».

*Généré par ordinateur.

## • Miniscénario Persévérant

Adaptation : Paranoïde.

Besoin psychologique : Reconnaissance des convictions et du travail.

Processus scénarique : Tant que (Professionnel).

Premier degré :

- Driver : Attend des autres qu'ils soient parfaits, se concentre sur ce qui ne va pas et non sur ce qui va bien.
- Mécanisme de défense : Projection.

Deuxième degré :

- Mécanisme d'Échec : Impose ses croyances.

- Signaux d'alerte : Frustré par ceux qui ne croient pas comme lui, ne pardonne rien, hypervigilance, considère les autres comme peu fiables, perd sa loyauté, cassant.
- Mythe : « Je peux te faire te sentir mal émotionnellement. »
- Position de vie : « J'ai de la valeur, tu n'as pas de valeur. »
- Masque : Attaquant.
- Rôle : Persécuteur cherche Victime.
- Émotion de substitution : Colère vertueuse, méfiance, suspicion, jalousie.
- Jeux* : « Je te tiens, salaud », « Pourquoi ne fais-tu pas… »
- Injonction primaire* : « Ne fais pas confiance ».
- Injonctions secondaires* : « Ne sois pas proche », « Ne prends pas de plaisir », « N'appartiens pas ».

Troisième degré :

- Fait l'expérience de la reconnaissance des opinions négatives.
- Bénéfice négatif final : Déprimé et sans espoir.
- Problématique potentielle actuelle : Peur.
- L'émotion authentique sous-tendue est : « J'ai peur… »
- Impasse probable : La décision précoce est probablement « Si je ne m'assure pas que tu crois et fais ce qu'il faut, alors il pourrait se passer quelque chose de grave. Donc, je dois attendre de toi que tu sois parfait et que tu ne fasses aucune erreur. Tant que je te fais la leçon, je peux éviter mes propres peurs ».

*Généré par ordinateur.

## • Miniscénario Rêveur

Adaptation : Schizoïde.

Besoin psychologique : Solitude.

Processus scénarique : Jamais.

Premier degré :

- Driver : Attend de soi-même d'être fort, détaché.
- Mécanisme de défense : Dissociation.

Deuxième degré :

- Mécanisme d'Échec : Se retire dans la passivité.
- Signaux d'alerte : Attend passivement, commence des projets sans les finir, évite la proximité physique et émotionnelle, peu d'amis, indifférent aux critiques et compliments, détaché.
- Mythe : « Tu peux me faire me sentir mal émotionnellement. »
- Position de vie : « Je n'ai pas de valeur, tu as de la valeur. »
- Masque : Geignard.
- Rôle : Victime cherche Persécuteur.
- Émotion de substitution : Se sent insignifiant, inadapté.
- Injonction Primaire* : « Ne fais pas ».
- Injonctions secondaires* : « N'appartiens pas », « Ne t'amuse pas », « Ne sois pas proche », « Ne sois pas important ».

Troisième degré :

- Fait l'expérience de la solitude négative.
- Bénéfice négatif final : Déprimé et impuissant.
- Problématique potentielle actuelle : Autonomie.
- Émotion authentique sous-tendue : « Je me sens capable de décider pour moi-même. » (Puissance.)
- Impasse probable : La décision précoce est probablement « Les choses et le gens peuvent me faire me sentir mal. Donc, je serai fort et je me retirerai. En étant passif, je peux éviter de prendre des décisions personnelles ».

*Généré par ordinateur.


### • Miniscénario Promoteur

Adaptation : Antisocial.

Besoin psychologique : Excitation.

Processus scénarique : Toujours.

Premier degré :

- Driver : Attend des autres qu'ils soient forts.
- Mécanismes de défense : Séduction, chacun pour soi.

Deuxième degré :

- Mécanisme d'Échec : Manipule.
- Signaux d'alerte : Provoque des disputes, mises en scène dramatiques, actions illégales, belliqueux, irresponsable, manque de fiabilité, impulsif, sans prévenance pour les autres.
- Mythe : « Je peux te faire te sentir mal émotionnellement. »
- Position de vie : « J'ai de la valeur, tu n'as pas de valeur. »
- Masque : Blâmeur.
- Rôle : Persécuteur cherche Victime.
- Émotion de substitution : Sans remords, vindicatif.
- Jeux* : « Battez-vous », « Au viol », « Schlamazel ».
- Injonction primaire* : « Ne sois pas proche ».
- Injonctions secondaires* : « Ne fais pas confiance », « Ne le fais pas », « N'appartiens pas ».

Troisième degré :

- Fait l'expérience de l'excitation négative et du drame.
- Bénéfice négatif final : Déprimé et abandonné.
- Problématique potentielle actuelle : Lien affectif.
- Émotion authentique sous-tendue : « Je me sens intime avec… »
- Impasse probable : La décision précoce est probablement « Les choses et les gens peuvent me faire me sentir mal. Donc, il faut être fort et abandonner toute personne qui est trop proche ou intime. Et tant que je t'abandonne, je peux éviter l'intimité et le lien affectif avec toi ».

*Généré par ordinateur.

## • Miniscénario Rebelle

Adaptation : Passif-Agressif.

Besoin psychologique : Contact (ludique).

Processus scénarique : Toujours.

Premier degré :

- Driver : Attend de soi-même de faire des efforts. Fait en sorte que les autres travaillent pour lui.
- Mécanisme de défense : Déplacement.

Deuxième degré :

- Mécanisme d'Échec : Blâme.
- Signaux d'alerte : Se plaint des autres, irréprochable quand c'est la faute d'autrui, buté, hostile, remet à plus tard (oublie), impatient, évite les responsabilités, délibérément inefficace.
- Mythe : « Tu m'as fait me sentir si mal que je vais te faire te sentir encore plus mal. »
- Position de vie : « J'ai de la valeur, tu n'as pas de valeur. »
- Masque : Blâmeur.
- Rôle : Persécuteur cherche Victime.
- Émotion de substitution : Revanchard, ennui.
- Jeux* : « Oui, mais… », « Regarde ce que tu m'as fait faire », « Si tu n'étais pas là… », « Coincé », « Schlemiel ».
- Injonction primaire* : « Ne grandis pas ».
- Injonctions secondaires*: « Ne le fais pas », « Ne sois pas proche ».

Troisième degré :

- Fait l'expérience du contact négatif.
- Bénéfice négatif final : Déprimé et impuissant.
- Problématique potentielle actuelle : Responsabilité.
- Émotion authentique sous-tendue : « Je suis désolé de ce que j'ai fait ou dit. »
- Impasse probable : La décision précoce est probablement « Si tu ne te charges pas de penser pour moi, alors je serai malheureux. Donc, il faut que je fasse des efforts pénibles pour rien. Si tu ne me fais pas sentir bien en pensant à ma place, c'est de ta faute. Je me sens mal et tant que je te blâme, je peux éviter d'être responsable pour moi-même, pour mon bien-être et pour mon estime de soi ».

*Généré par ordinateur.

# Se former au PTM et traiter les Adaptations

Les thérapeutes sous licence qui souhaitent acquérir le PTMP peuvent le faire en contactant Kahler Communication France et en apportant simplement la preuve de leur licence.

Je tiens à alerter les thérapeutes qu'il existe, aux États-Unis comme dans le reste du monde, des personnes se réclamant de la Process Thérapie (à la fois pour l'enseigner et la pratiquer) qui ne sont pas compétentes pour cela.

À moins que la personne ou son cabinet n'apparaissent nommément sur notre site web ou sur les sites européens et français (voir en annexe), ils n'ont pas été autorisés et formés à mon modèle. Ils n'ont accès ni au PTMP, ni à l'IDP. Leur compétence est donc purement « livresque ». Bref, méfiez-vous des imitations !

Je recommande fortement aux thérapeutes intéressés par le PTM de suivre une formation. Pratiquer les techniques dans un environnement d'apprentissage, en étant observé et accompagné par des experts, est essentiel pour apprendre cette pratique qui, rappelons-le, est axée sur les processus.

Les participants à nos stages s'entraîneront à prendre contact en utilisant les Canaux et les Perceptions, à énergiser leurs Parties de Personnalité, à reconnaître les Drivers et les comportements de la cave et à développer leurs techniques d'intervention ainsi que d'autres compétences.

Les séminaires PTM sont ouverts aux cliniciens désirant apprendre à utiliser le PTM, ainsi qu'à ceux qui auraient à terme l'intention de se certifier pour l'enseigner à d'autres par la suite. Contactez-nous sur *www.kcf.fr* pour l'Europe et *kahlercom@aristotle.net* pour le reste du monde. Vous trouverez aussi des informations complémentaires, en anglais, sur le site *www.processtherapymodel.com*.

Le docteur Paul Ware a créé une série de séminaires pour enseigner aux thérapeutes comment pratiquer l'entretien de diagnostic classique, confirmer l'Adaptation du patient et établir un plan de travail thérapeutique comprenant les techniques et médications appropriées.

Ces séminaires fournissent une solide base pour apprendre comment pratiquer la thérapie en présence de chaque Adaptation, et en particulier l'approche aujourd'hui éprouvée de thérapie de redécision. Contactez-nous sur *kahlercom@aristotle.net* pour plus d'informations sur les séminaires du docteur Ware.

# Copie de la lettre du docteur Ian Stewart à Taibi Kahler

Ian Stewart BA Oxon PhD

Teaching and supervising Transactional Analyst ITAA/EATA

Registered Psychotherapist UK Council for Psychotherapy

Master Practioner, Society of Neuro-Linguistic Programming

New Barn, Wycomb, Melton Mowbray – Leicestershire, LE144GG

England

Tel and fax : (0) 1664-444652 e-mail : ian@theberne.com

23 septembre, 2005

Dr Taibi Kahler

Taibi Kahler Associates

1181, Hinson Road

Little Rock ; AR, 72212

USA

Cher Taibi,

Merci pour votre courrier du 28 juin 2005 et pour les documents que vous y avez joints.

J'ai lu avec attention les éléments que vous m'avez fait parvenir et ai considéré plus particulièrement vos quatre demandes à Vann et à moi-même dans le cinquième paragraphe de votre courrier.

J'ai également faxé à Vann tous les documents et nous avons évoqué ensemble les points que vous soulevez.

Vann, comme moi, est plus qu'heureux de satisfaire à vos quatre requêtes concernant la manière dont nous avons présenté votre théorie dans nos ouvrages, et le présent courrier est de la part de Vann et de moi-même.

En conséquence, nous assurons et déclarons formellement ce qui suit :

1) Ni l'un ni l'autre ne revendiquons et ne revendiquerons dans l'avenir, voire même souhaiterions revendiquer, la paternité des théories et des modèles que vous avez créés. Si ce que nous avons écrit dans nos ouvrages donne cette impression, c'est sans intention de le faire et nous vous présentons nos excuses si c'est le cas.

2) Ni l'un ni l'autre n'appelons ce que nous faisons le « Process Model » et nous n'utiliserons jamais cette appellation pour ce que nous faisons.

3) Nous reconnaissons que ce que nous appelons le « Process Model » dans nos ouvrages et notre enseignement, intégrant les Types (ou Adaptations), les Drivers, Canaux (ou Modes), processus scénariques, Matrice d'évaluation et autres dynamiques que vous avez intégrées, présentées et copyrightées constituent votre Process Model (Thérapie).

4) Dans nos prochaines éditions et présentations, nous mettrons à jour tout cela et vous attribuerons clairement ce que vous avez créé, cela avec votre assentiment *a priori*.

Et, cher Taibi, en plus de cet engagement formel, nous voulons ajouter ceci : nous considérons votre Modèle Process Thérapie comme une percée majeure dans le champ de la psychothérapie et de la compréhension des êtres humains. Nous admirons votre créativité, votre vision et vos observations fines qui ont permis de développer ce modèle. Nous, auteurs et formateurs en AT, nous sommes toujours simplement perçus comme des messagers, porteurs de votre message au monde de la psychothérapie et des conseillers ou coachs que nous formons. Bien que nous ayons porté le message, le message lui-même a toujours été le vôtre, pas le nôtre, et nous avons fait de notre mieux à chaque fois pour que ce soit clair.

Nous avons appris par votre courrier que nous n'avions pas réussi à rendre suffisamment clair le fait que nous n'étions que de simples messagers. De plus, le message que nous passions n'était plus à jour. Nous sommes désolés de cet état de fait et vous pouvez compter sur nous, avant de nous embarquer dans de nouvelles publications, pour vous contacter comme vous le suggérez, et nous vous inviterons à partager les mises à jour. Nous négocierons comme il se doit les droits sur ces informations. Dans nos présentations orales, nous nous assurerons au mieux de nos compétences à mettre la théorie à jour et les applications que vous avez incluses dans les documents que vous nous avez transmis.

Nous vous remercions de nous avoir confrontés de manière claire et OK-OK. Nous avons voulu notre réponse tout aussi claire et en Phase avec vos souhaits.

Au plaisir d'un contact prochain avec vous pour continuer d'apprendre.

Meilleures pensées.

Ian Stewart and Vann Joines

# Copie de la lettre du docteur Michael Brown à Taibi Kahler

Dr Michael Brown & Associates

15272 Yorkshire lane, Untington Beach, CA 92467

Phone : (714) 908-7614 email : Michael@michaelbrown.com

29 juin 2005

Dr Taibi Kahler

Taibi Kahler Associates

1181, Hinson Road

Little Rock ; AR, 72212

USA

Cher Taibi,

J'écris ce courrier en référence à l'information proposée dans deux des livres dont je suis co-auteur avec Stan Woollams : *Transactional Analysis: a modern and compréhensive text of TA theory and practice* (Huron Valley Institute Press, 1976) et *TA the Total Transactional Analysis Handbook* (Prentice Hall, 1977).

Dans ces livres, et avec votre permission, le docteur Woollams et moi-même avons consacré une partie aux processus scénariques et aux interventions avec les différents modes de confrontation pour chaque type de processus scénarique.

Cette information était basée directement sur vos recherches, y compris le questionnaire validé pour les thérapeutes proposant les Scénarios, Drivers, rackets, jeux, Injonctions, impasses, etc., et l'approche en profondeur pour confronter les Scénarios.

Vos écrits ont constitué notre première source, ainsi qu'une série de conférences que vous avez animées sur les Processus Scénariques et les interventions à l'Huron Valley Institute.

Nous avons validé avec vous, personnellement, ces informations avant de soumettre ces ouvrages à publication. L'information que nous avons présentée dans le temps était alors à jour. Elle est désormais obsolète. Nous savons que vous avez continué à affiner, développer et compléter ces idées désormais intégrées dans votre théorie plus large en termes de spectre d'intervention, la Process Thérapie.

J'ai personnellement observé l'évolution de vos concepts et idées vers ce que je considère aujourd'hui comme une des théories les plus déterminantes en psychologie contemporaine. Je suis très fier d'avoir été parmi les premiers à appréhender et à reconnaître l'importance de votre contribution dans nos travaux d'origine.

Sincèrement.

Dr Brown

# E-mail de Sue Geier

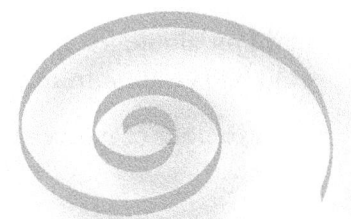

Ce qui suit est un e-mail du 7 octobre 2007, envoyé par le docteur Sue Geier, directeur à la retraite du Brevard Community College Lab School et adressé au docteur Taibi Kahler.

Bonjour Taibi,

Le nombre d'enfants observés peut varier grandement – cela dépend de l'étendue des critères choisis. Je dirais que 30 000 est un minimum.

J'ai listé un grand nombre d'élèves par nom et par nombre d'années passées à la Lab School. Je sais que nous avons utilisé vos informations pour aider les parents à comprendre les tempéraments et comportements des enfants.

Pour ceux qui n'étaient pas à la Lab School, j'ai fait une estimation.

Par exemple :

| Janet Helfet | 20 (3 à 5 ans ) | × 1 classe | × 4 ans = | 80 |
|---|---|---|---|---|
| Joan Ruppert | 20 (1 à 2 ans) | × 2 classes | × 8 ans = | 320 |
| Tanya Walker | 30 (1 à 5 ans) | × 1 classe | × 5 ans = | 150 |
| Wendy Potter | 20 (3 à 5 ans) | × 1 classe | × 16 ans = | 320 |
| Barbara Young | 40 (1 à 5 ans) | × 16 classes | × 16 ans = | 3 200 |
| Sue Geier | 40 (1 à 5 ans) | × 16 classes | × 16 ans = | 5 000 |
| Autres | | | | |
| Mary Ernst | La plupart | | | 2 000 ados |
| Ernie Flanagin | La plupart | | | 2 000 ados |
| Russell Vann | Tous âges | 30/jours | 5 000 × 27 | 13 000 |
| **Total** | | | | 26 070 |

Si l'on ajoute les gens que j'ai oubliés (comme Buchanan), je pense donc que 30 000 est un minimum.

Bravo pour ce nouveau livre ! Nous (le monde) allons en faire bon usage.

# Annexe C

# Discours de Lincoln à Gettysburg

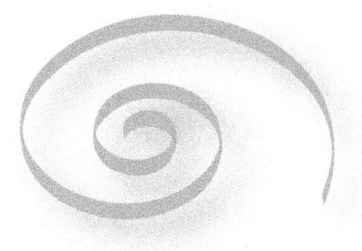

Il y a quatre-vingt-sept ans, <u>nos père fondateurs</u> **ont créé** <u>sur ce continent</u>, <u>une nation nouvelle</u>, <u>conçue dans la liberté</u> et *vouée* <u>à l'idée</u> <u>que tous les hommes</u> sont nés *égaux*.

Maintenant, nous **sommes engagés** <u>dans une</u> *grande* <u>guerre civile</u> , <u>pour tester ce qu'une nation</u>, <u>ou n'importe quelle nation</u> <u>ainsi conçue</u> *et à ce point engagée,* **peut endurer** <u>et pour combien de temps.</u>

<u>Nous</u> **sommes** <u>sur</u> *un grand* <u>champ de bataille de cette guerre.</u> <u>Nous en</u> **sommes venus** *à consacrer* <u>une portion</u> <u>de ce champ de bataille</u> <u>comme lieu</u> <u>de dernier repos</u> <u>pour ceux</u> <u>qui</u> <u>ont ici</u> **donné** *leur vie* <u>pour</u> <u>que cette nation</u> *puisse vivre*. <u>Il est, au final,</u> *approprié et juste* <u>que nous</u> *devions agir* <u>ainsi.</u> Mais sur un plan plus large, <u>nous ne pouvons</u> *dédier*, <u>nous ne pouvons</u> *consacrer*, <u>nous ne pouvons</u> *bénir* <u>cette terre.</u> <u>Les hommes courageux, morts et vivants,</u> <u>qui</u> **ont combattu** <u>ici</u> *l'ont sacralisée* <u>bien au-delà de notre petite capacité à ajouter ou soustraire.</u> <u>Le monde ne remarquera, et ne se souviendra guère de ce que nous disons ici, mais il ne pourra oublier ce que ces hommes</u> **ont fait** <u>ici.</u>

Perceptions : Bien que nous n'ayons que le texte écrit, risquons ici une interprétation :

2 Type Empathique Émotions sont en *italique et soulignés*.

9 Type Promoteur Actions sont en **gras**.

13 Type Persévérant Opinions sont en *italique*.

51 Type Travaillomane Pensées factuelles sont soulignés.

# Études de validation

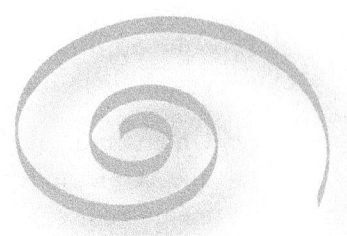

L'Inventaire de Personnalité (IDP) trouve ses fondations dans la psychologie comportementale et fut créé à l'origine pour identifier les caractéristiques positives et négatives des individus (1972).

Les découvertes issues de la recherche sont d'une importance fondamentale pour le Process Communication Model (PCM, 1982). Ces découvertes montrent qu'une personne est motivée par certains Besoins psychologiques et que si ces besoins ne sont pas satisfaits de manière positive, alors la personne va tout faire pour satisfaire de manière négative ces mêmes Besoins psychologiques (motivationnels) au travers de comportements non productifs très prévisibles dans sa vie personnelle et/ou professionnelle, tout cela consciemment ou inconsciemment.

Ces besoins de Base sont liés (corrélés) aux Phases de l'existence et déterminent nos motivations positives et négatives. L'IDP peut prédire les séquences de stress léger et sévère pour un individu.

Les recherches complémentaires ont révélé des corrélations avec des concepts standard de management et de communication.

Encore une fois, puisqu'il s'agit d'un modèle basé sur une théorie de la personnalité et de dynamique psychologique, les résultats permettent une application interculturelle. L'Inventaire de Personnalité a été administré à plus de 700 000 hommes et femmes aux États-Unis (octobre 2007) ; il a été traduit en espagnol, allemand, français, flamand, finlandais, coréen, roumain, norvégien, danois, italien et japonais. Il a été enseigné sur les cinq continents.

Le docteur Terry McGuire, pour sélectionner les astronautes de la NASA et les équipes au sol, a utilisé l'IDP de 1982 à 1996 pour sa capacité à prévoir précisément les séquences comportementales de stress individualisés, ainsi que pour constituer des équipes compatibles.

Au 1er janvier 2008, neuf thèses ont été écrites au sujet de ce modèle, récompensées par des doctorats.

À l'époque où l'IDP fut conçu, cinq axes de réalisation, germes du modèle de construction final, furent considérés :

- Un ensemble de questions est proposé à chaque participant de telle sorte que la méthode et la structure d'administration de l'Inventaire soit la même pour chaque personne donnant ou remplissant ce dernier.
- Les réponses à l'Inventaire sont des exemples types de son comportement.
- Chaque réponse est numérotée pour classifier les réponses selon les caractéristiques mesurées par l'Inventaire.
- Des éléments objectifs de mesure sont assignés aux numéros et à la quantité de réponses retenues dans l'inventaire.
- Des critères mesurables de fiabilité et de validité sont déterminés par des procédures empiriques objectives.

Les deux mots clés pour comprendre l'essence d'une conception empirique de qualité sont *fiabilité* et *validité*.

Fiabilité signifie précision et exactitude. Les procédures pour déterminer la fiabilité sont celles qui permettent de mesurer la précision et l'exactitude d'un test ; en d'autres termes, à quel point les scores de l'inventaire reflètent ou pas le Type de Personnalité, plutôt que d'en soustraire un niveau d'erreur.

La validité pose la question : est-ce que l'inventaire fournit l'information qu'il est supposé fournir ? La validité faciale, concurrente et prédictive, se retrouvent toutes les trois dans l'IDP. La validité faciale se réfère à l'impression que peut donner le résultat d'avoir mesuré ce que le participant pense, ressent ou croit faire. La validité concurrente se réfère à la proposition de la priorité d'un Type de Personnalité sur les cinq autres types. La validité prédictive se réfère à la prévisibilité selon laquelle un participant développera plus ou moins les critères de référence de la structure tels que les Mécanismes d'Échec ou le Canal de communication.

Les étapes et les procédures qui suivent furent mises en place lors du développement de l'IDP.

En psychologie et en psychiatrie, des catégories de diagnostic clinique sont utilisées pour identifier des schémas de comportements inadaptés afin de comprendre la dynamique sous-jacente et déterminer un plan de traitement.

On fait appel à des « experts » formés, habituellement des psychologues et des psychiatres, pour utiliser leurs qualités d'observation et d'évaluation afin de diagnostiquer une personne, c'est-à-dire donner un nom au schéma comportemental inadapté qui a été officiellement défini et décrit dans le manuel diagnostic et statistique III. Des tests aussi largement reconnus que l'Inventaire de Personnalité Multiphasique du Minnesota (*Minnesota Multiphasic Personality Inventory*) sont le plus souvent administrés pour déterminer les diagnostics.

En 1972, le Kahler Transactional Analysis Script Checklist fut administré à 990 personnes. Dix items furent ordonnancés (Drivers), neuf items offraient des questions ouvertes et soixante-douze items proposaient un choix « D'accord/Pas d'accord ».

Les Drivers étaient : 1. Sois Parfait ; 2. Fais Plaisir ; 3. Sois Fort ; 4. Fais des Efforts ; 5. Dépêche-toi.

Chacun était positionné soit vers soi-même, soit vers autrui. Ils se présentaient comme des conditions. Par exemple, les Drivers Sois Parfait étaient formulés : « Je serais OK si je suis parfait » et « Tu seras OK si tu es parfait ».

La corrélation des dix items avec les soixante-dix-huit variables de personnalité ne fournissait que peu de corrélations élevées, à l'exception des items identifiant les thèmes de Scénarios (> .25).

Ceci permit cependant au chercheur de voir clairement le renforcement des schémas verbaux (structures de phrases) et des Contre-scénarios (Drivers) dans la formulation du Scénario de vie.

Les corrélations suivantes, élevées mais non significatives, furent découvertes entre les « types » de Driver et les thèmes de Scénarios de vie :

| « Type » | Scénario de Vie |
|---|---|
| Je te ferai plaisir. | Après |
| Je serai parfait pour toi. | Jusqu'à |
| Tu seras parfait pour moi. | Jusqu'à |
| Je serai fort pour toi. | Jamais |
| Je ferai des efforts pour toi. | Toujours |
| Tu seras fort pour moi. | Toujours |
| Je ferai des efforts pour te faire plaisir, et je te ferai plaisir. | Encore et encore (Presque 1) |
| Je serai parfait pour toi ou tu seras parfait pour moi, et je te ferai plaisir. | Sans fin (Presque 2) |

Avec les réponses complètes de 982 personnes sur les 990 qui ont rempli le TASP (à l'origine proposé à 1 200 personnes), six des dix Drivers apparurent comme les plus fréquemment identifiés. Les quatre autres n'apparaissaient jamais comme Driver primaire et apparaissaient dans l'ordre : 1. Fais-moi plaisir ; 2. Fais des efforts pour moi ; 3. Je me dépêcherai pour toi ; 4. Dépêche-toi pour moi.

Nous disposons des éléments démographiques suivants.

| N = 982 | | |
|---|---|---|
| **Type** | **Femmes (524)** | **Hommes (458)** |
| Je te ferai plaisir.<br>(363)<br>37 % | 298<br>O:3, B:13, W:282 | 65<br>B:1, W:54 |
| Je serai parfait pour toi.<br>(206)<br>21 % | 41<br>B: 5, W: 36 | 165<br>O:7, B:12, W:146 |
| Tu seras parfait pour moi.<br>(137)<br>14 % | 22<br>B:2, W:20 | 115<br>B:8, W:107 |
| Je serai fort pour toi.<br>(78)<br>8 % | 42<br>W:42 | 36<br>B:1, W:35 |
| Je ferai des efforts pour toi.<br>(167)<br>17 % | 112<br>B:12, W:100 | 55<br>B:9, W:46 |
| Tu seras fort pour moi<br>(31)<br>3 % | 9<br>B:1, W:8 | 22<br>B:8, W:14 |

Plus tard, au milieu des années soixante-dix, l'auteur décida de considérer également les Types de Personnalité sous l'angle des comportements positifs, et plus seulement des comportements inadaptés.

Six Types de Personnalité furent alors identifiés en se basant sur les schémas comportementaux associés aux Drivers de l'étude d'origine : Type Empathique (Fais Plaisir à l'autre), Type Travaillomane (Sois Parfait pour l'autre), Type

Persévérant (Soyez Parfait pour moi), Type Rêveur (Sois Fort pour l'autre), Type Rebelle (Fais des Efforts pour l'autre), Type Promoteur (Soyez Fort pour moi).

Avec la théorie de Process Thérapie (1978) de Kahler, des schémas comportementaux positifs furent associés à chaque Type de Personnalité, pointant à la fois sur les schémas comportementaux positifs et négatifs (inadaptés).

En 1982, pour évaluer l'approche, trois « experts » de l'évaluation des six Types de Personnalité ont interviewé indépendamment 100 personnes. Les six Types de Personnalité étaient représentés dans l'échantillon.

Les trois « juges » se sont retrouvés d'accord sur 97 évaluations : A et B sur 98, A et C sur 97, B et C sur 99. Nous atteignons ainsi un niveau de fiabilité « interjuges » extrêmement élevé (significatif à > .001).

Ces mêmes experts durent ensuite déterminer la « Phase », ou le type actuel des personnes. En utilisant à nouveau le coefficient de concordance de Kendall et en testant son niveau de significativité avec les valeurs de chi-carré, la fiabilité « interjuges » fut encore une fois significative à > .001.

Une série complémentaire de personnes fut évaluée sur le même principe et sélectionnée dans l'échantillon afin de s'assurer qu'un nombre minimum de 30 personnes représenterait à chaque fois chaque Type de Personnalité de Base, offrant cette fois 180 personnes identifiées « évaluées ».

Deux cent treize items, y compris des éléments extraits de l'étude originale, furent administrés à 112 personnes choisies au hasard. L'analyse des données fournies à cette occasion indique une répartition « naturelle » de six critères distincts : les six Types de Personnalité.

Deux cent quatre items furent administrés aux 180 Types de Personnalité identifiés. N'ont été retenus que les items présentant une corrélation de plus de .60 (significatif à > .01) pour être inclus dans la matrice finalisée de l'Inventaire de Personnalité.

Deux formes de l'IDP (voir tableau ci-après : PCM1 et PCM2) furent construites à partir des items considérés comme significatifs.

Les deux formes offrent vingt-deux items avec six choix, demandant à être priorisés par le participant par ordre d'importance. Ceci fournit pour chaque Type un score sur chacune des échelles de critères du Type de Personnalité. Les corrélations suivantes ont été obtenues.

| Items d'origine | PCM 1  2 | Empathique | Travaillomane | Promoteur | Rebelle | Persévérant | Rêveur | X |
|---|---|---|---|---|---|---|---|---|
| 1. | X | .89 | .77 | .44 | .77 | .54 | .72 | .69 |
| 2. |   X | .96 | .94 | .62 | .79 | .65 | .85 | .80 |
| 3. | X X | .67 | .95 | .83 | .88 | .77 | .64 | .79 |
| 4. | X | .93 | .85 | .59 | .56 | .42 | .72 | .68 |
| 5. | X X | .95 | .80 | .70 | .78 | .76 | .76 | .79 |
| 6. |   X | .67 | .88 | .64 | .56 | .54 | .76 | .68 |
| 7. | X X | .94 | .95 | .87 | .82 | .55 | .72 | .81 |
| 8. |   X | .82 | .91 | .70 | .72 | .67 | .75 | .76 |
| 9. |   X | .64 | .92 | .54 | .62 | .60 | .73 | .68 |
| 10. |   X | .97 | .94 | .76 | .83 | .62 | .52 | .77 |
| 11. | X X | .79 | .75 | .81 | .75 | .61 | .72 | .74 |
| 12. | X | .66 | .77 | .83 | .62 | .58 | .76 | .70 |
| 13. |   X | .95 | .92 | .82 | .62 | .50 | .86 | .78 |
| 14. | X X | .99 | .78 | .74 | .72 | .75 | .71 | .78 |
| 15. | X | .93 | .68 | .62 | .65 | .73 | .90 | .75 |
| 16. | X X | .99 | .84 | .48 | .83 | .51 | .66 | .72 |
| 17. | X X | .90 | .71 | .75 | .71 | .6 | .90 | .77 |
| 18. | X | .64 | .94 | .53 | .71 | .91 | .65 | .73 |
| 19. | X X | .95 | .91 | .85 | .74 | .51 | .63 | .77 |
| 20. |   X | .96 | .71 | .64 | .70 | .64 | .88 | .76 |
| 21. | X | .79 | .94 | .50 | .75 | .51 | .74 | .71 |
| 22. | X X | .96 | .68 | .77 | .72 | .66 | .57 | .73 |
| 23. | X X | .54 | .73 | .88 | .60 | .70 | .66 | .69 |
| 24. | X | .74 | .84 | .62 | .62 | .40 | .71 | .66 |
| 25. |   X | .60 | .89 | .57 | .45 | .66 | .64 | .64 |

| Items d'origine | PCM 1 2 | Empathique | Travaillomane | Promoteur | Rebelle | Persévérant | Rêveur | X |
|---|---|---|---|---|---|---|---|---|
| 26. | X | .64 | .58 | .72 | .64 | .56 | .58 | .62 |
| 27. | X | .78 | .57 | .75 | .72 | .70 | .70 | .70 |
| 28. | X | .66 | .94 | .70 | .50 | .62 | .57 | .67 |
| 29. | X | ..60 | .66 | .85 | .65 | .62 | .57 | .66 |
| 30. | | .42 | .70 | .77 | .54 | .75 | .87 | .68 |
| 31. | X | .64 | .77 | .72 | .74 | .75 | .77 | .73 |
| 32. | X X | .94 | .85 | .635 | .70 | .62 | .58 | .67 |
| 33. | X | .70 | .64 | .55 | .57 | .79 | .40 | .61 |
| 34. | X | .56 | .73 | .81 | .47 | .77 | .76 | .66 |

$N = 30$ pour chaque

| Personnalité | Type | Empathique | Travaillomane | Promoteur | Rebelle | Persévérant | Rêveur |
|---|---|---|---|---|---|---|---|
| $PCM_1$ | X's : | .80 | .79 | .71 | .69 | .64 | .70 |
| $PCM_2$ | X's : | .82 | .83 | .72 | .69 | .63 | .70 |
| | | | | | | | |
| IDP (1&2) | X's : | .81 | .81 | .72 | .69 | .63 | .70 |
| | | | | | | | |
| $PCM_1$ | X = .72 | | | | | | |
| $PCM_2$ | X = .73 | | | | | | |
| IDP (1&2) | X = .73 | Significatif au niveau .0001 | | | | | |

L'étude originale n'avait pas démontré des corrélations significatives entre les six grands regroupements de comportements liés aux Drivers et les réponses attendues pour les items. L'auteur a alors vu comment les six types Drivers trouvaient leur correspondance avec les personnalités de l'immeuble.

| Fais plaisir | Sois parfait (Enfant) | Sois parfait (Parent) | Sois fort (Enfant) | Fais des efforts | Sois fort (Parent) |
|---|---|---|---|---|---|
| N= 363 | 206 | 137 | 78 | 167 | 31 |

Bientôt appelés :

| Empathique | Travaillomane | Persévérant | Rêveur | Rebelle | Promoteur |
|---|---|---|---|---|---|

Avec la théorie de la Phase, ou comment pour certaines personnes nous faisons l'expérience d'un autre Type que celui de notre Base, en particulier en montrant les comportements de stress du deuxième degré, il devint nécessaire de revisiter l'hypothèse de départ ainsi que les données qu'elle avait fournies.

Cette fois, quelle que soit la Base, les réponses attendues pour la Phase, son Driver corrélé et les séquences de stress liées furent analysées.

La lecture des résultats montra que de toute évidence, la théorie d'origine devait être affinée. Une nouvelle hypothèse à tester s'imposait. Deux procédures distinctes furent donc développées et mises en place :

- Spécifier une hypothèse affinée suite à la lecture et à l'analyse des résultats obtenus.
- Concevoir un protocole permettant de tester correctement et finement cette nouvelle hypothèse.

Affiner la théorie commença par l'identification de six Types de Personnalité et la confirmation d'un Driver primaire pour chacun d'eux. Puis les « Phases » furent envisagées (séquence de stress de Phase). Ces comportement furent liés (associés) à un Type donné, en considérant que le Driver de Phase pouvait être vécu en toile de fond par une personne, et donc pas nécessairement le Driver de la Base comme le voulait l'hypothèse originale.

La recherche initiale n'avait pas vu l'importance critique de ce concept de Phase. Ainsi, l'hypothèse « affinée » a-t-elle ajouté à sa perspective les concepts de « Base » et de « Phase » (à l'origine nous disions qu'une personne avait un Type X ou Y, et non une Base).

Vint ensuite la conception d'un protocole de test statistique. Retournant aux données précédemment rassemblées, toutes les check-lists regroupant un des Drivers compris comme primaires (les six Drivers PCM/PTM) furent incluses dans l'échantillon.

Nous avons ainsi travaillé sur un échantillon de population de 982 cas. Ces cas comprenaient des personnes non diplômées, des étudiants universitaires, des membres de la faculté, des amis, des partenaires et des clients, tous résidents de West Lafayette (État de l'Indiana). Aucune personne diagnostiquée psychotique ne faisait partie de l'échantillon.

Puisque l'étude de 1982 donnait des éléments significatifs à .001 entre les comportements Drivers, les Types de Personnalité *et* les Phases, une reclassification des données originales était possible. Cette reclassification a permis de tester les corrélations entre le Driver de la Phase et les soixante-dix-huit variables de la personnalité. Ce « test » a examiné la corrélation du Driver de *Phase* avec chaque réponse « D'accord » ou « Pas d'accord ». Ceci fut possible car l'étude de 1982 avait confirmé que les variables négatives du Type de Personnalité de Phase sont celles observées sous le stress du quotidien (stress normal).

Les résultats fournis par ce protocole ont permis de valider le mode de conception de l'IDP pour y inclure les quantifications de données pour la Base et pour la Phase. (Note : Seules les caractéristiques qui étaient significatives à plus de 0,05 furent conservées et incluses.)

Chaque forme de l'IDP est conçue pour contourner la propension des personnes à s'attribuer des caractéristiques socialement favorables (surévaluation de soi) ou des caractéristiques décalées ou dégradées (sous-évaluation de soi).

En examinant les réponses et en les comparant aux caractéristiques classiques de chaque Type de Personnalité, un commentaire de « questionnabilité de la fiabilité » des résultats peut apparaître.

On distinguera le niveau de fiabilité statistique de la Base et de la Phase. Ensuite, le cas échéant, des experts du questionnement Process Com peuvent aider à déterminer par leur échange avec le participant la validité des résultats.

Les scores relatifs de management et les scores d'éventail d'interaction avec chacun des six Types de Personnalité sont proposés et des éléments statistiques sont fournis pour aider à lire les résultats.

Pour chaque modèle et documents imprimés, la distribution statistique suivant s'applique :

| Niveaux de fiabilité de la Phase | X (moyenne) = 52 S.D. (déviation standard) = 14 | | | | |
|---|---|---|---|---|---|
| Déviation Standard | −2 | −1 | 0 | +1 | +2 |
| Score | 24 | 38 | 52 | 66 | 80 |
| Rang de Pourcentage | 2 | 16 | 50 | 84 | 98 |

| Niveaux de fiabilité de la Base | X (moyenne) = 74 S.D. (déviation standard) = 24 | | | | |
|---|---|---|---|---|---|
| Déviation Standard | −2 | −1 | 0 | +1 | +2 |
| Score | 26 | 50 | 74 | 98 | |
| Rang de Pourcentage | 2 | 16 | 50 | 84 | |

Plus le score est élevé, plus le degré de fiabilité de la Phase et Base est précis. Un score très bas est la plupart du temps le signe d'une validité à vérifier (questionnable).

La mention « validité à vérifier » apparaît quand l'information fournie par l'Inventaire n'entre pas suffisamment dans le cadre statistique permettant d'assurer une image claire du profil.

Sont parfois également imprimés les indicateurs FGC (*Fake Good Conscious*, Valorisation consciente de la personne), FGU (*Fake Good Unconscious*, Valorisation inconsciente de la personne), FBU (*Fake Bad Unconscious*, Dévalorisation inconsciente de la personne) et FBC (*Fake Bad Conscious*, Dévalorisation consciente de la personne).

Au début des années quatre-vingt-dix, les deux formes de l'IDP furent combinées, trois questions supprimées (redondantes) et quatre autres ajoutées dans le but d'enrichir les données fournies.

Chaque séminaire donné dans le monde fournit l'occasion de compléter l'information donnée sur le support écrit en termes de validité faciale. Les données qui suivent ont été rassemblées auprès de participants au fil des séminaires, sur une échelle de 1 à 10 :

- Intérêt personnel pour le séminaire : 9,19
- Intérêt professionnel pour le séminaire : 9,48
- Justesse du profil : 9,07
- Compétence du formateur : 9,25.

Nos séminaires avancés nous ont permis de poser des questions liées à la Phase :

- 97 % des participants nous ont dit avoir expérimenté la séquence de stress normal et sévère telle qu'elle est décrite dans leur rapport IDP ou PMTP.
- Parmi ceux-là, 93 % nous ont dit avoir expérimenté l'Émotion de substitution décrite comme couverture de la Problématique de leur Phase traversée.

Sur les 700 000 personnes profilées dans le monde à janvier 2008, quelque 17 000 étaient des rapports cliniques.

Dans la population globale, 33 % n'ont pas changé de Phase, 28 % l'ont fait une fois, 20 % deux fois, 15 % trois fois, 3 % quatre fois et seulement 1 % ont changé cinq fois.

Les tests et retests de fiabilité lors de la recherche ont démontré que dans 85,2 % du temps, l'ordre de la Structure de Personnalité reste le même et que l'ordre (séquentiel) de changement de Phase est prévisible.

# Résumés de thèses

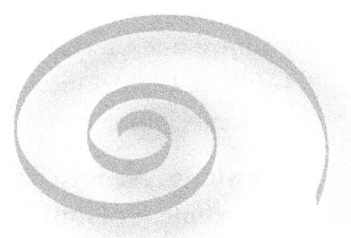

## 1. Pour les éducateurs

**Bradley, Dianne, Ph. D. et Smith, Kathryn, Ed. D.**, septembre 1999, Association for Supervision and Curriculum Development, Le modèle Process Communication : un outil efficace pour motiver tous les étudiants.

Cette thèse montre que lorsque les enseignants individualisent leur approche éducative en utilisant les motivateurs de chacun des six Types de Personnalité dans chaque leçon, les étudiants apprennent plus, plus vite, et les comportements négatifs et interruptifs disparaissent ou sont réduits de manière significative. Cette étude suggère aux éducateurs des manières et des méthodes pour étendre leur pratique dans le but d'atteindre tous les étudiants.

**Gilbert, Michael, Ed. D.**, 1994, Non publié (travail post-universitaire), rapport demandé par l'université de l'Arkansas de Little Rock, *Satisfaire les besoins des étudiants peut déclencher le succès*.

Cette étude montre qu'il existe une corrélation significative entre l'énergie d'interaction (les similitudes des Types de Personnalité de l'enseignant et l'étudiant) et les niveaux de performances (les notes) des étudiants.

**Gilbert, Michael, Ed. D.**, 1992, Types Rêveur, Rebelle et les autres : Comment le style de personnalité affecte la communication.

Cette thèse montre les résultats d'un enseignement Process Com à l'Apache Junction School District sur une période de trois ans. Ce département a réduit son turn-over à 3 % alors qu'il était à l'origine de 43 % (malgré le fait que le département offrait des salaires inférieurs au département adjacent). Les résultats des étudiants dans toutes les disciplines ont considérablement augmenté. Les niveaux d'échec en classe de 6$^e$ et de 5$^e$ sont passés de 20 % à moins de 2 %. Le besoin de discipline a substantiellement diminué, les notes aux examens ont augmenté. Le pourcentage d'élèves allant à l'université ou poursuivant toute autre sorte d'étude supérieure a augmenté de 19 à plus de 43 %. La satisfaction des employés et « le moral des troupes » était au plus haut. Les parents ainsi que les étudiants ont montré une satisfaction de plus en plus forte vis-à-vis de l'école. Le proviseur William Right a reçu le diplôme de proviseur de l'année pour avoir développé la Process Com.

**Hawking, Nancy, Ed. D.**, 1995, University of Arkansas à Little Rock. Thèse. Une étude sur l'impact des résultats des étudiants par des enseignants formant à la Process Com.

Cette étude montre que les enseignants formés à la Process Com ont un effet positif sur les performances des étudiants au travers de leur capacité à comprendre les préférences et les besoins des Types de Personnalité de ces derniers.

**Hopewell, Sylvester, Ed. D.**, 1997, Rapport soumis au Boys & Girls Clubs de Metro Atlanta, *Évaluation du programme de prévention de la délinquance ciblée*. Recherche financée par le Bureau of Justice Assistance. Budget de catégorie 4.

Cette thèse montre que les jeunes gens des clubs de filles et de garçons qui ont été exposés au programme Kahler PCM ont développé une plus grande estime de soi et une meilleure conscience d'eux-mêmes. Une amélioration globale du moral et de la camaraderie, fut également observée, ainsi que le développement de l'implication dans les activités du club accompagné d'un désir de reconnaissance pour les réalisations.

**Knaupp, Jon, Ph. D.**, Arizona State University (non publié). Preservice Teachers' Ranking of Personality Characteristics Preferred by Primary Students, Middle School Students, Parents et Administrators.

Cette thèse démontre que les enseignants et les étudiants qui montrent une Structure de Personnalité différente vivent davantage de moments de mécommunication et adoptent des stratégies négatives les uns avec les autres (enseignants comme étudiants). Cette stratégie était prévisible à la lecture de leur typologie Process Com.

**Martin, Sue, Ph. D.**, 2001, University of Arkansas de Little Rock. Thèse. Une étude des causes de comportements de mécommunication parmi les élèves de l'école publique élémentaire d'Arkansas.

Cette thèse montre au travers d'une recherche statistique une différence significative dans les résultats des élèves lorsque les enseignants ont lu et compris leur propre Type de Personnalité.

**Wallin, Mark, Ph. D.**, 1994, Northern Arizona University. Réussir : les effets du Type de Personnalité de l'enseignant sur les pratiques des étudiants dans leur travail.

Cette thèse a montré que les notes d'un étudiant sont affectées de manière significative par la différence de Structure de Personnalité entre l'enseignant et l'élève.

## 2. Pour les conseillers conjugaux

**Shcolnik, Bonnie, Ph. D.**, 1987, The Fielding Institute. Le concept Process Communication et le processus de développement : les effets du développement de Phase sur les maris liés à la satisfaction conjugale des épouses.

Cette thèse démontre que la Process Com est un modèle utile pour comprendre comment les gens peuvent interagir dans une relation matrimoniale. La Process Com peut prédire de manière précise ce que certains Types de Personnalité et certaines Phases auraient comme expérience dans une relation avec quelqu'un qui présenterait un Type de Personnalité de Base différent ou qui serait dans un processus de Phase différent. Les résultats montrent également que de toute évidence, la Process Com est utile pour prédire comment les gens vont communiquer entre eux, et si oui ou non certaines Problématiques liées à des Besoins psychologiques spécifiques risquent de se présenter dans leur relation.

## 3. Pour les conseillers de personnes ayant un problème de boisson

**Mlinarcik, John, Ph. D.**, 1990, The Fielding Institute. Types de Personnalité alcooliques revus à la lumière du modèle Process Communication de Kahler.

Cette thèse démontre que les alcooliques réactifs de type II présentent un score Travaillomane significativement plus bas que les sujets non alcooliques comparés. Les résultats soutiennent les théories étiologiques selon lesquelles certaines personnalités et certains faits psychologiques peuvent conduire au développement de l'alcoolisme de type II (Process Réactif).

## 4. Pour les conseillers scolaires

**Carpenter, Craig, Ed. D.**, 1994, Arizona State University. Enfants en dépression : stratégie d'interventions brèves pour les enseignants.

Cette thèse démontre que la Process Com peut aider les enseignants à comprendre comment intervenir de manière courte avec des enfants déprimés de Type de Personnalité de Base Empathique.

# 5. Pour les médiateurs

**Johnston, Richard, M. A.**, 1997, McGregor School de Antioch University. Valeur du mode Process Com pour un médiateur.

Cette thèse démontre que la Process Com permet au médiateur de se placer dans une meilleure position pour aborder des personnes en négociation. Ce modèle peut aider les médiateurs à identifier comment chaque négociateur voit le monde. Comprendre quelles préférences chacun aura pour interagir avec les autres. Reconnaître le probable niveau de stress de chacun et motiver chaque négociateur à agir plutôt de manière non négative et ainsi à aider chaque participant à élever son niveau de pensée claire et son engagement pour aller au bout du processus de médiation. Process Com offre également au médiateur des informations de valeur sur quoi dire et faire, et ensuite quoi dire et comment faire au mieux, pour chaque négociateur. Pour finir, le médiateur peut utiliser ce modèle pour s'observer lui-même et conserver un bon niveau de conscience de soi afin d'accompagner le processus de manière qualitative.

# 6. Pour les thérapeutes

**Nash, Barbara, Ph. D.**, 1984, Western Michigan University. Process Thérapie : une étude de validité et de fiabilité.

Cette thèse montre que la Process Thérapie peut devenir un modèle pratique et utile pour le diagnostic et le traitement.

# 7. Pour traiter les troubles de l'attention avec hyperactivité

**Bailey, Rebecca, Ed. D.**, 1998, université de l'Arkansas à Little Rock. Une enquête sur les Types de Personnalité adolescents identifiés par des professeurs comme inattentifs ou hyperactifs.

Les découvertes de cette étude démontrent des différences statistiquement significatives entre les désignations des personnalités des élèves et les échelles d'impulsions interactives et inattentives. Les découvertes combinées suggèrent qu'il y a chez chaque étudiant des caractéristiques de personnalité qui pourraient les prédisposer à montrer ce que les enseignants ont identifié comme des « comportements hyperactifs ou inattentifs ».

Un engagement particulier ainsi que des recommandations furent donnés pour les professionnels travaillant avec ces étudiants et pour les personnes des services administratifs. La découverte la plus étonnante fut que la mécommunication entre les étudiants et les enseignants était due à une différence de Types de Personnalité. Ceci pouvait être la raison pour laquelle bien des étudiants sont labellisés avec des « diagnostics » de troubles de l'attention ou d'hyperactivité. Ceci soulève bien sûr des questions sur l'environnement de l'enseignement, le besoin de donner des prescriptions médicales spécifiques ou pas, et sur l'utilité des labels désignant des comportements.

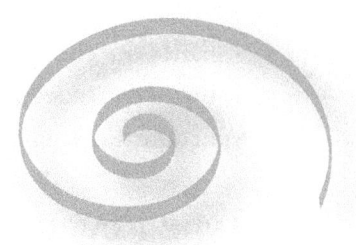

# Intervenir
# au deuxième degré

## 1. Type Travaillomane

- Dites-leur « Bon boulot ! »
- Dites-leur pour quand la tâche doit être effectuée.
- Soyez organisé.
- Donnez des informations factuelles et des données.
- Soyez logique.
- Soyez responsable.
- Reconnaissez le travail effectué.
- Donnez des récompenses, et dites pourquoi.
- Soyez à l'heure.
- S'il y a un changement dans le programme, prévenez-les tout de suite.

## 2. Type Persévérant

- Dites-leur : « Bon boulot ! »
- Demandez-leur leur avis.
- Écoutez lorsqu'ils donnent leur avis.
- Écoutez toujours.
- Montrez du RESPECT.
- Dites à quel point vous appréciez leur engagement ou leur implication.

## 3. Type Empathique

- Dites-leur qu'ils comptent pour vous.
- Posez des questions sur leurs amis ou leur famille.
- Soyez sensible.

- Faites des compliments AUTHENTIQUES.
- Faites des cadeaux inattendus.
- Écoutez-les quand ils vous parlent de ce dont ILS ont envie de parler.

# 4. Type Rêveur

- Fournissez-leur des directives.
- Laissez-leur leur propre espace.
- Limitez les tâches à des éléments définis, simples, précis et courts.
- Donnez-leur des priorités claires.
- Laissez-les choisir leur propre espace de travail.
- Donnez-leur DU TEMPS POUR RÉFLÉCHIR avant de leur demander leur point de vue.
- Prévenez-les en avance de ce que vous comptez leur demander par la suite.

# 5. Type Rebelle

- Soyez spontané.
- Donnez-leur des tâches créatives.
- Faites de la place au plaisir, à l'humour.
- Laissez-les customiser (arranger à leur manière) leur zone de travail et leur espace de vie.
- Musique.
- Jouets.

# 6. Type Promoteur

- Proposez-leur un contrat.
- Confiez-leur le pilotage d'un projet.
- Aidez-les à être dans l'action.
- Donnez-leur des tâches impliquant des gens.
- Lancez des DÉFIS.
- Récompense rapide.

# Index

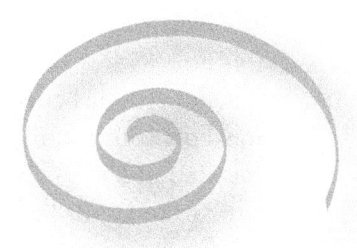

# M

# N

# O

# P

Composé par Compo-Méca sarl
64990 Mouguerre

9 782212 544336